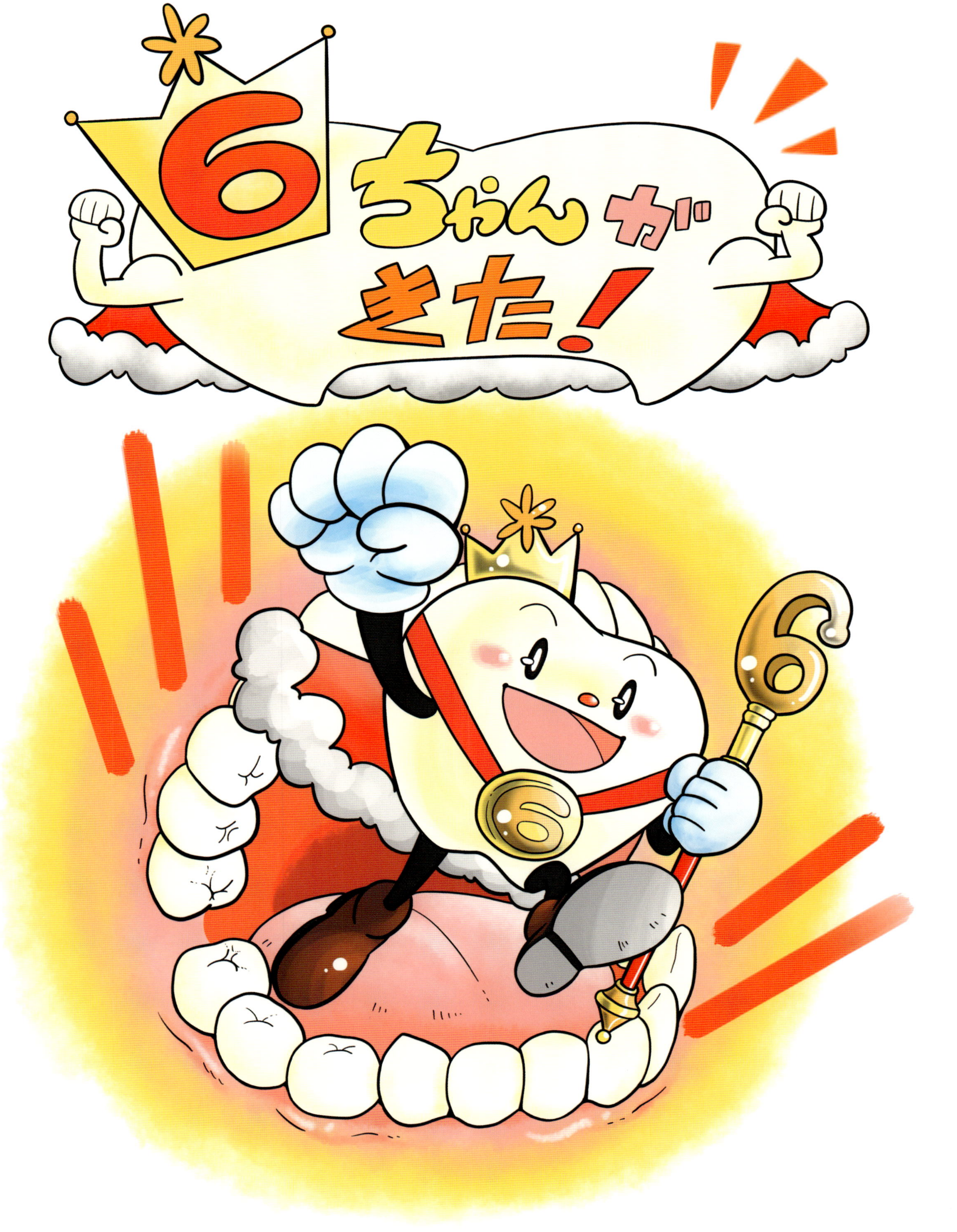
6ちゃんがきた！

保護者の方々へ

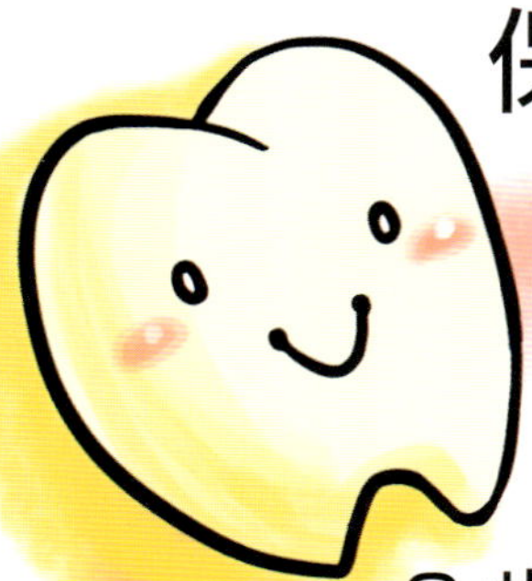

6 歳臼歯（第一大臼歯）は一番最初に生えてくる大人の歯です。6 歳臼歯は永久歯の中で一番大きく、食べ物を噛む力も一番強く、「歯並び」や「噛み合わせ」の中心になる歯です。6 歳臼歯を守ることによって、健康なお口に育てていきましょう。

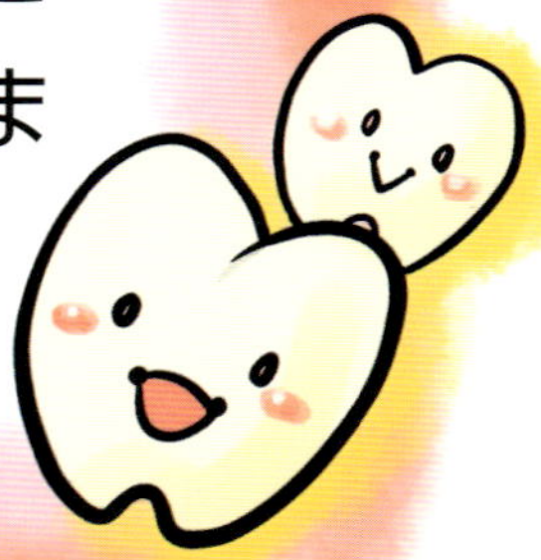

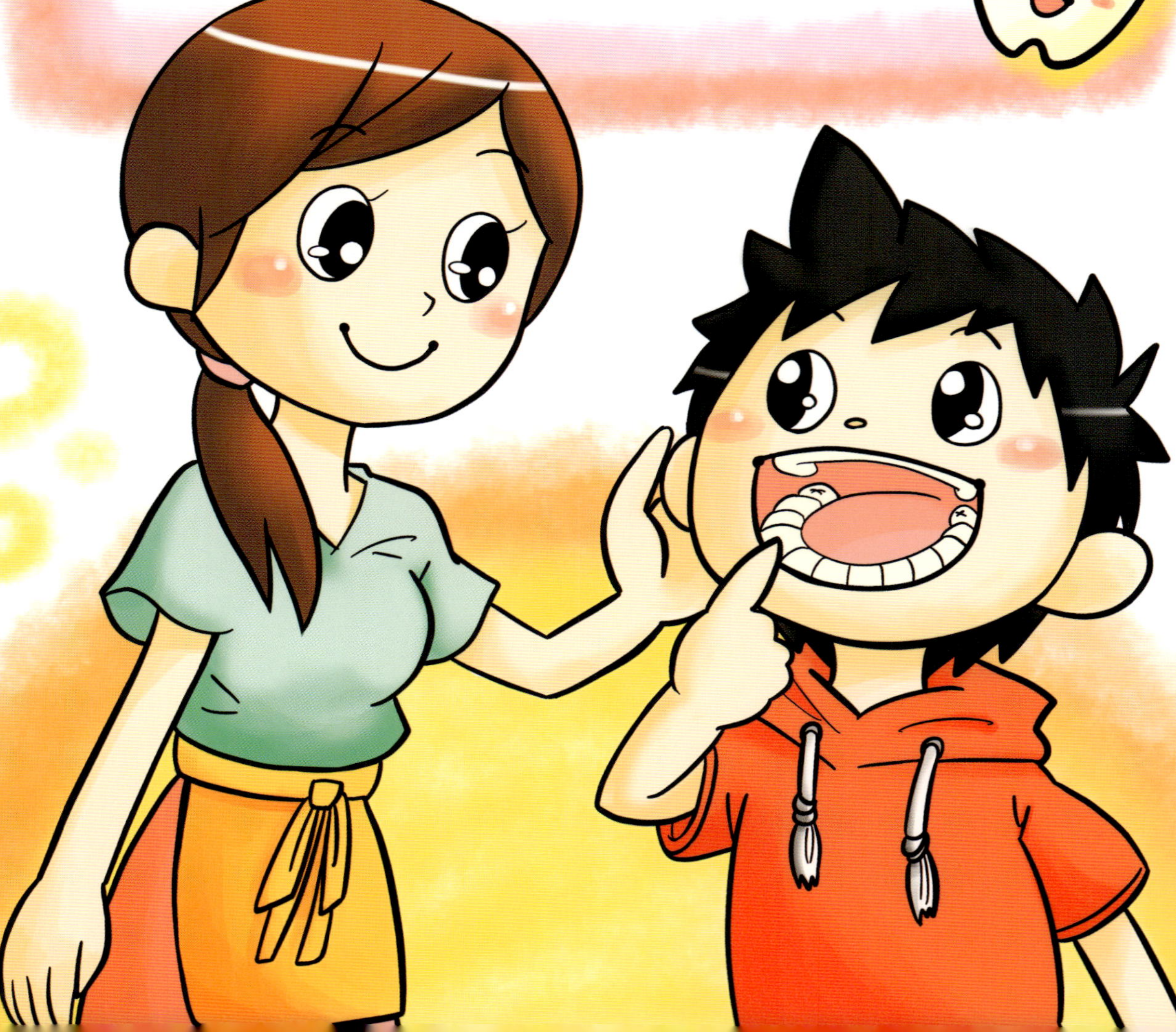

永久歯の生えかわる時期

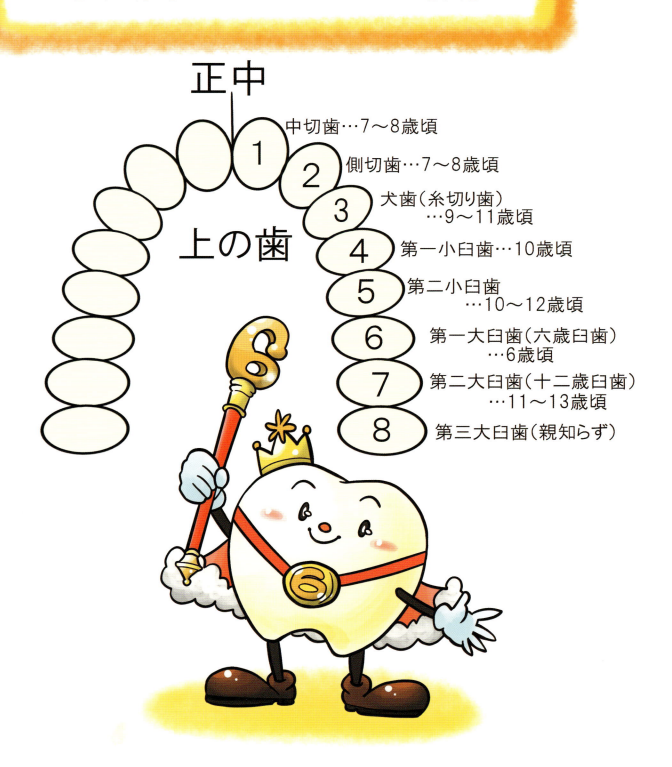

「あたらしい歯《は》がはえてきたよー。」

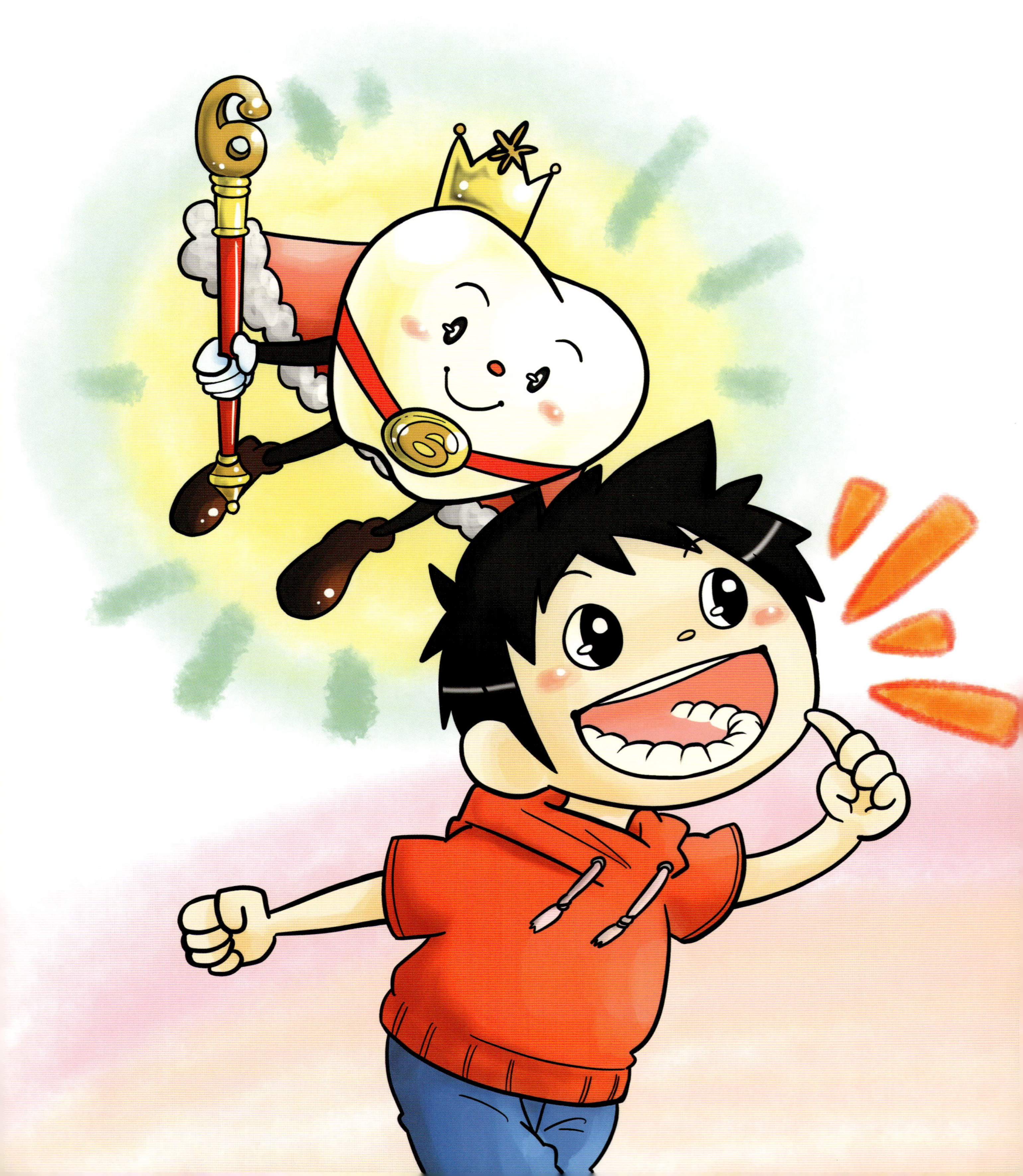

「６ちゃんがはえてきたのね。
これからずっとつかう歯《は》だから
だいじにしなくちゃね。」

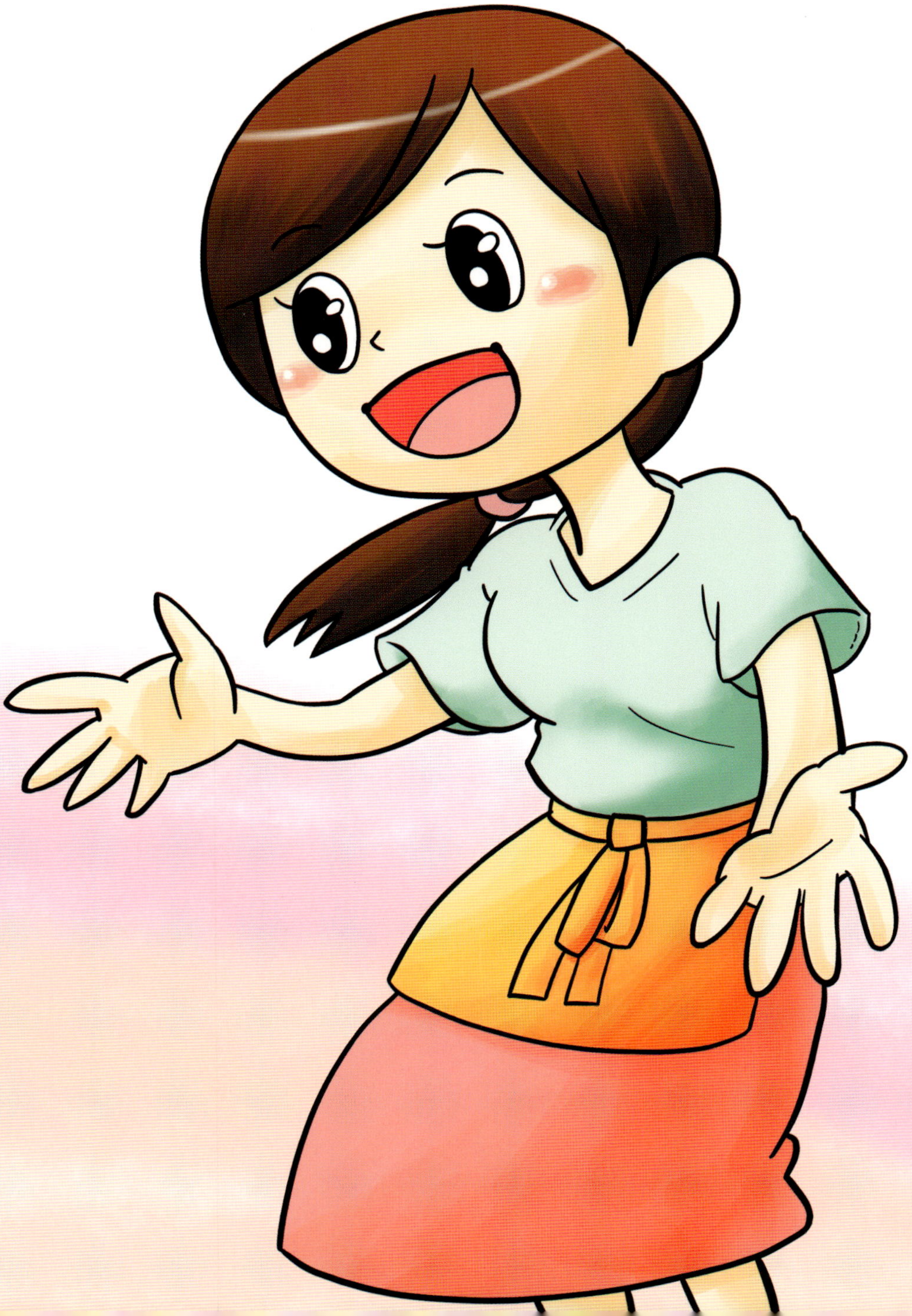

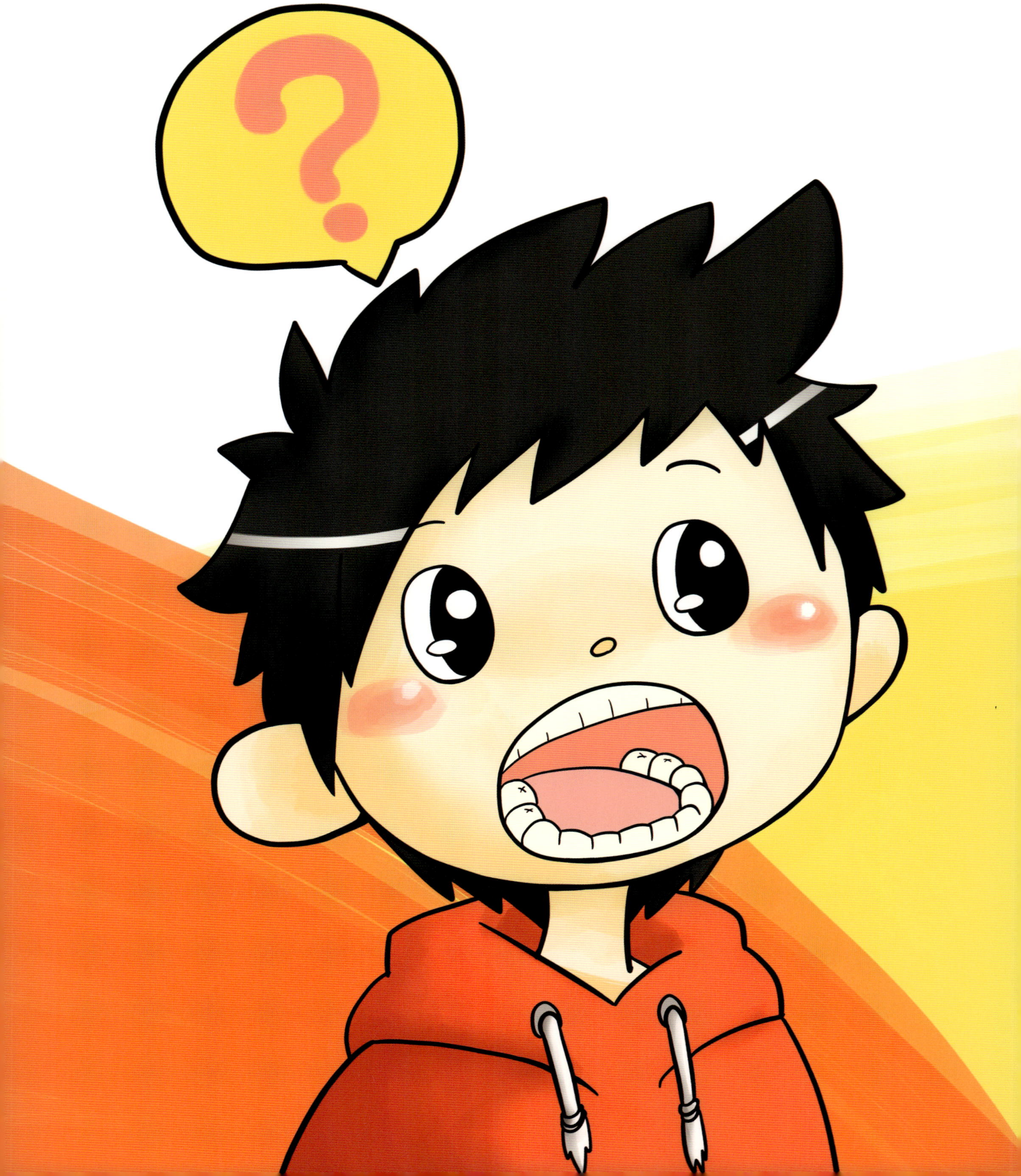

「６ちゃんっていままでの歯《は》とはちがうの？」
「６ちゃんはいちばんさいしょの大人《おとな》の歯《は》なの。」

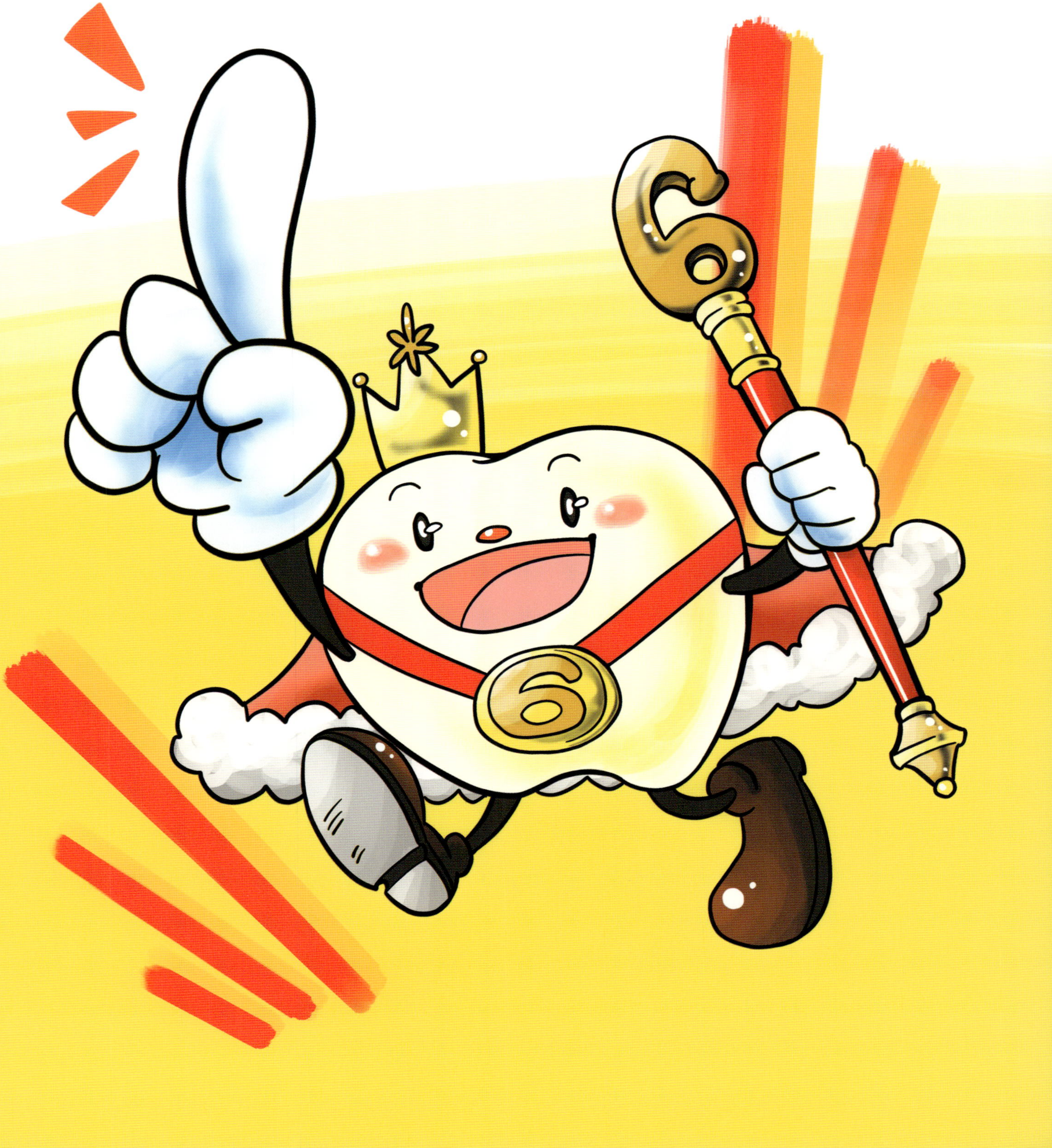

「大人《おとな》の歯《は》って、なにがちがうの？」

「いままでの歯《は》は子《こ》どもの歯《は》で、
じゅんばんに大人《おとな》の歯《は》にかわっていくの。」

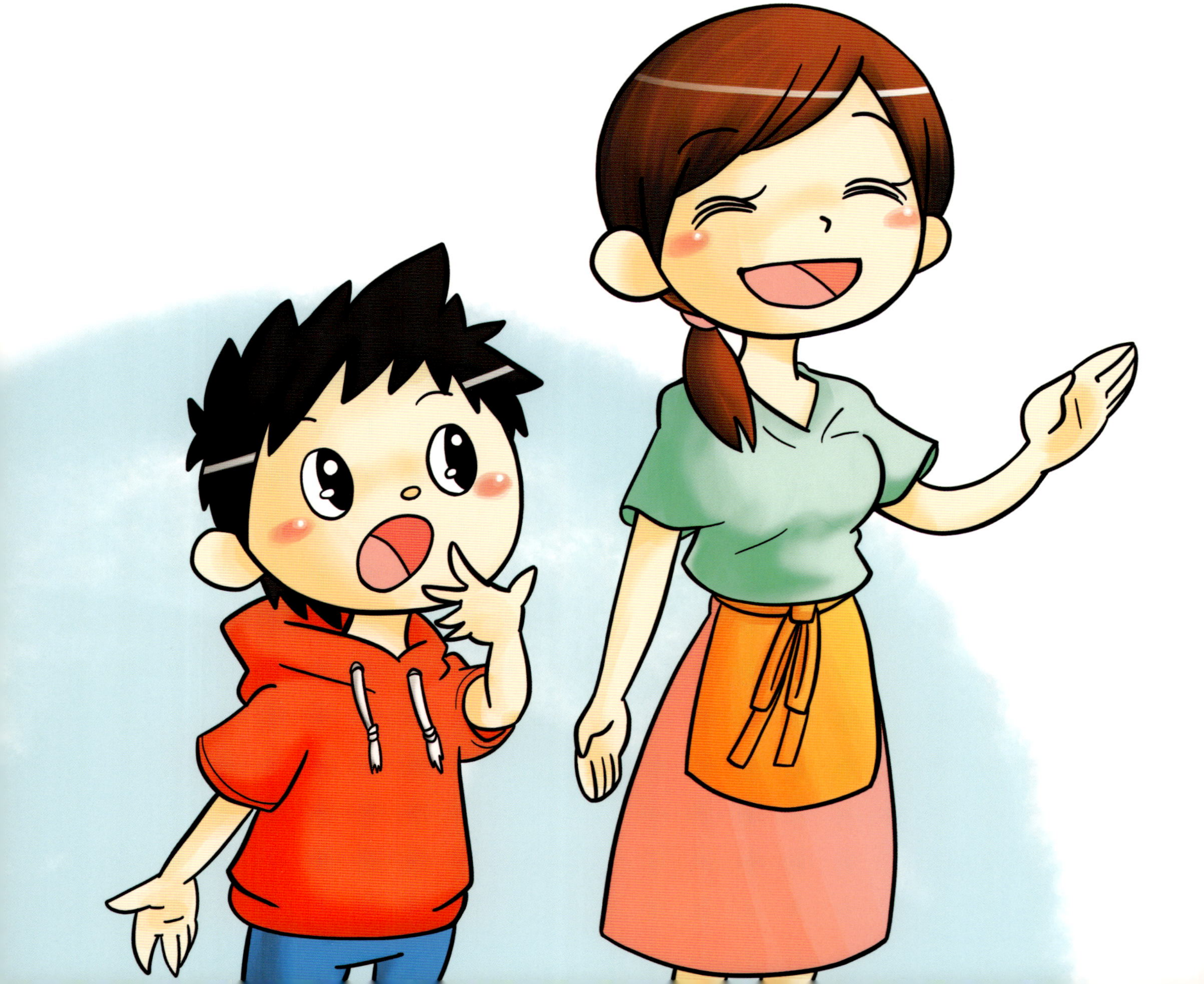

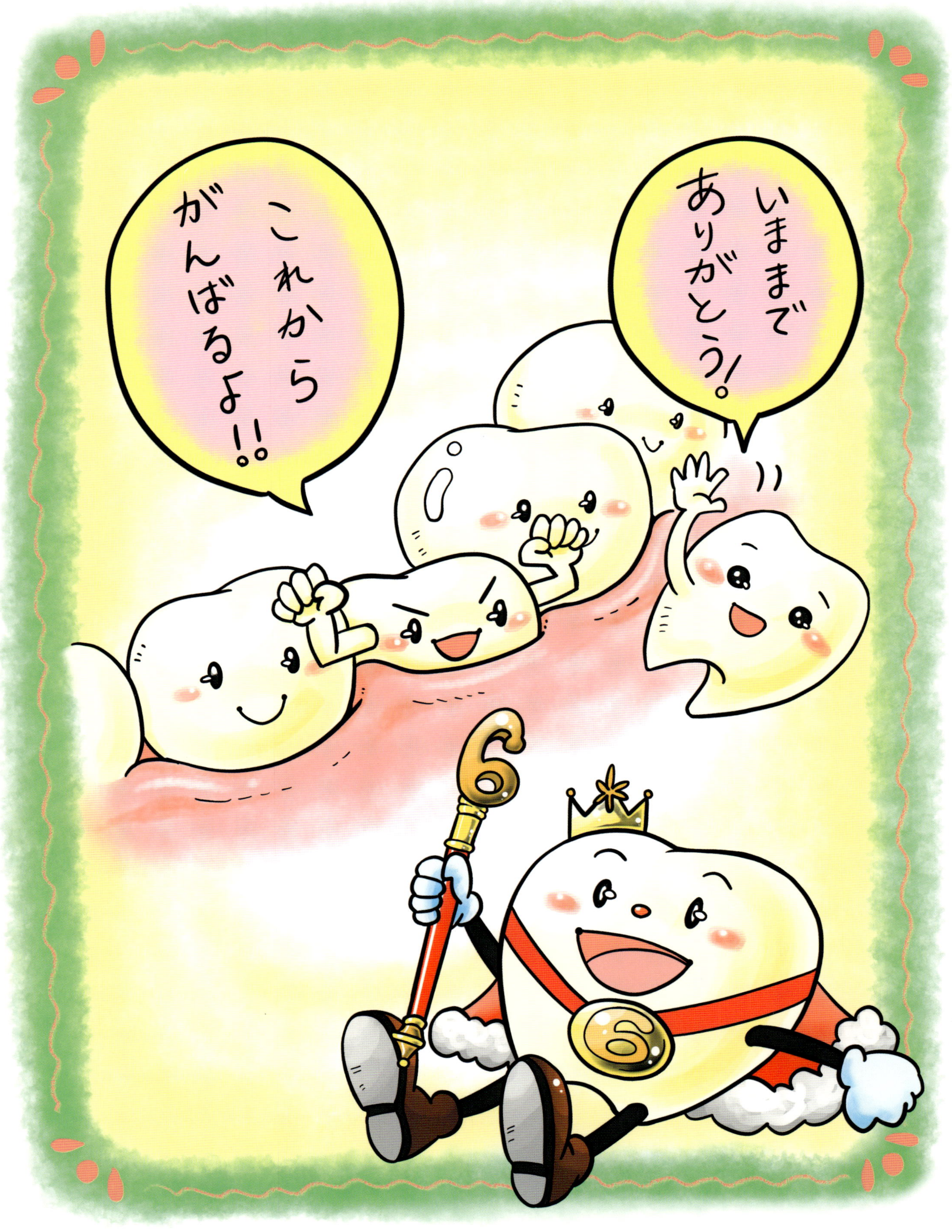
いままで ありがとう!
これから がんばるよ!!

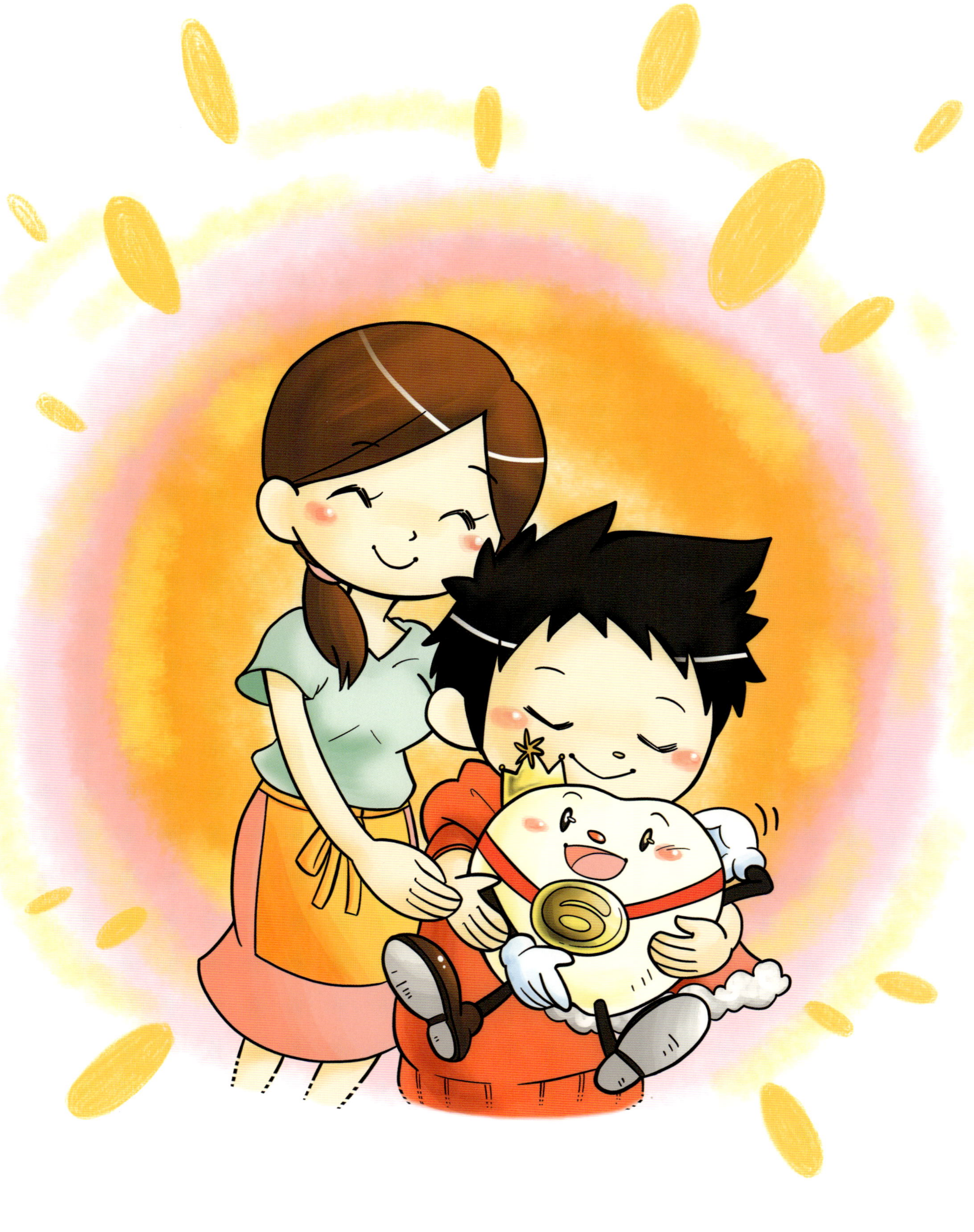

「でも、６ちゃんは、
かわることができないから
だいじにしなくちゃいけないのよ」

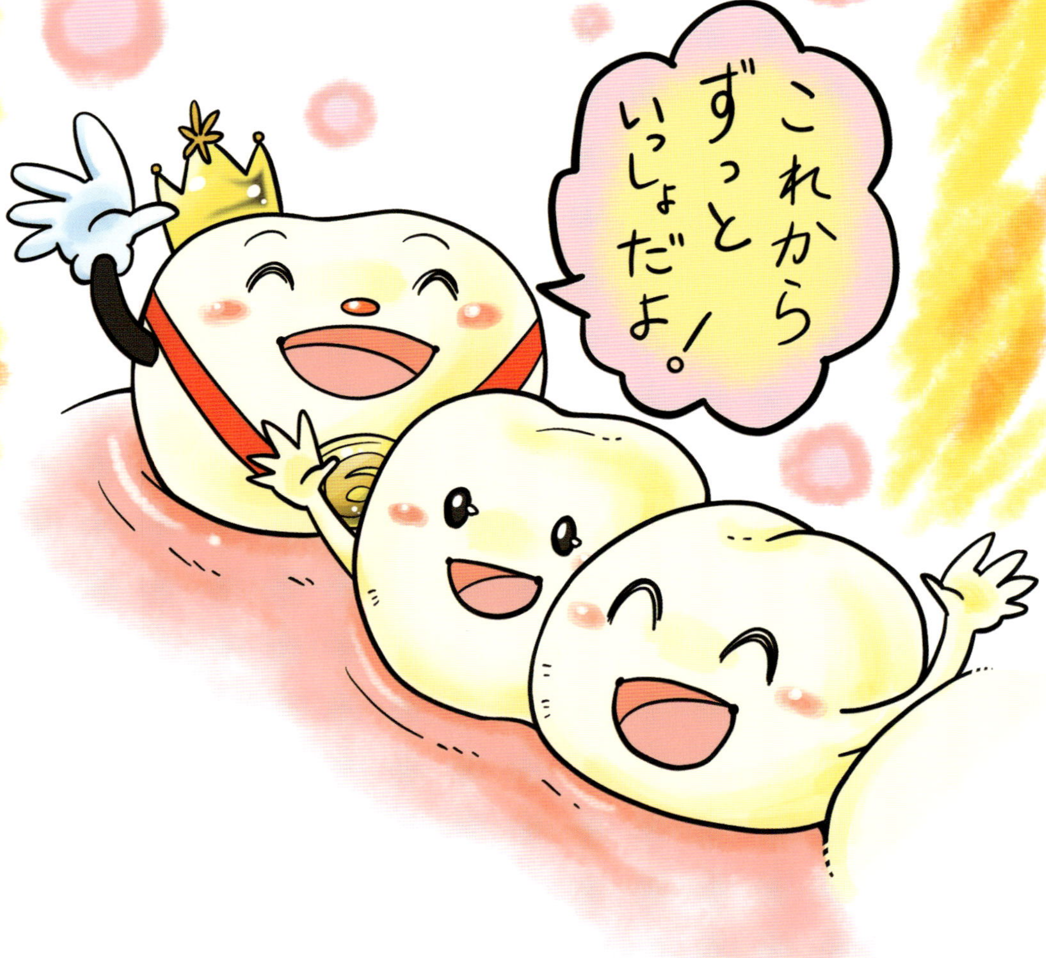

みんなも６ちゃんを見《み》つけてみよう。

鏡《かがみ》を用意《ようい》しましょう。

６ちゃんは、最初《さいしょ》の大人《おとな》の歯《は》で、

前《まえ》から６番目《ばんめ》のところにはえてきます。

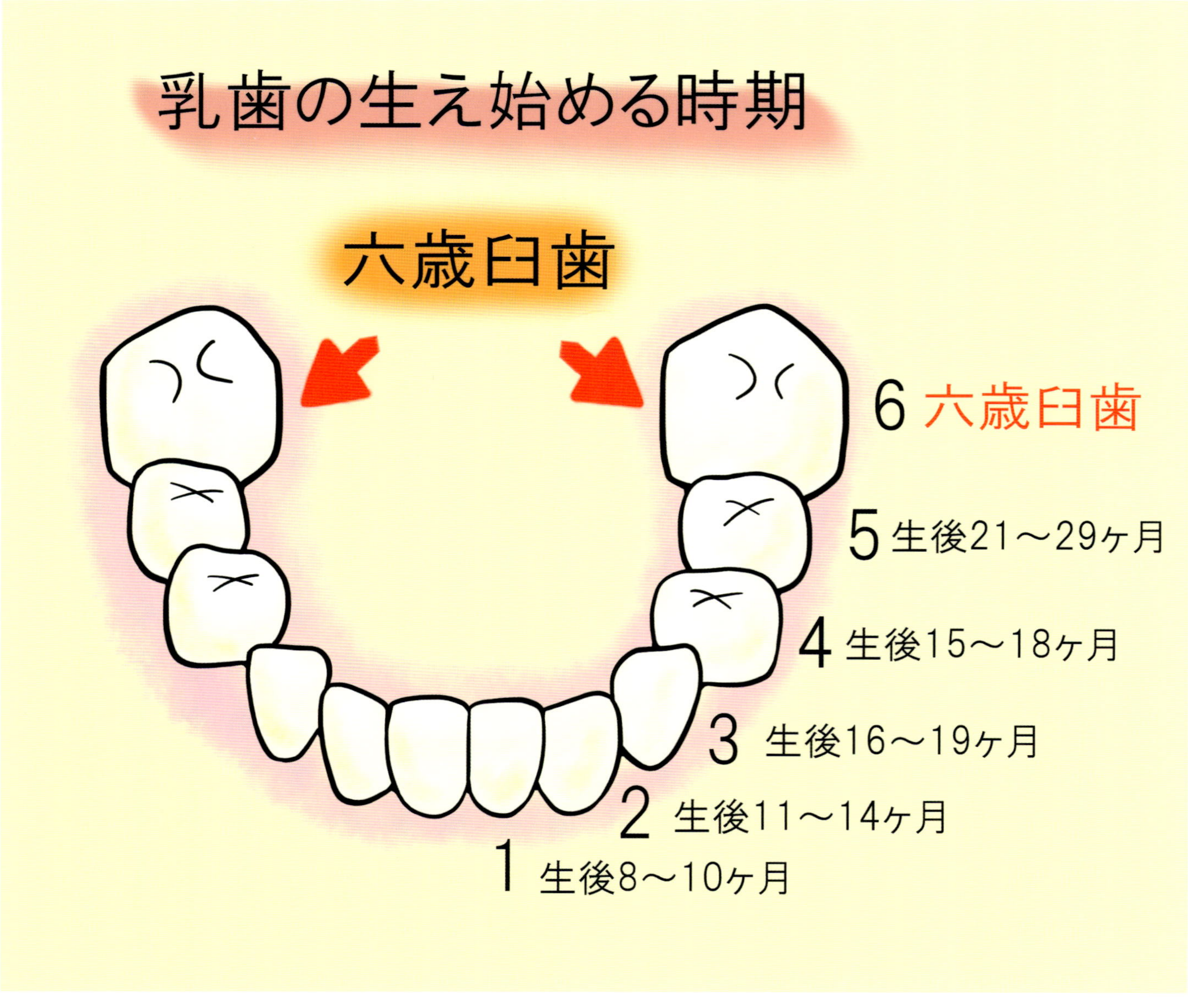

チューリップが芽《め》を出《だ》すみたいに、
歯茎《はぐき》から少《すこ》しずつ生《は》えてきます。

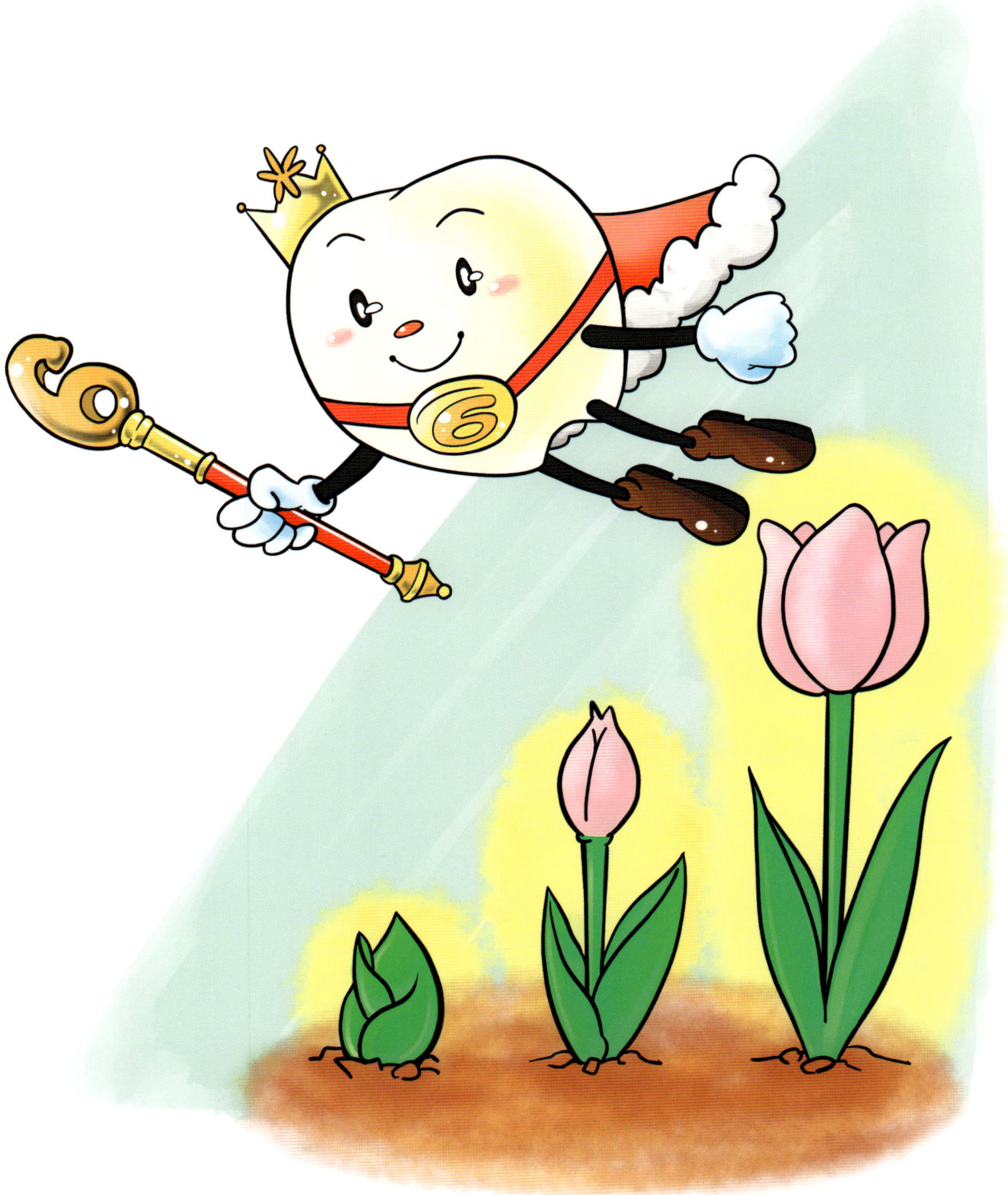

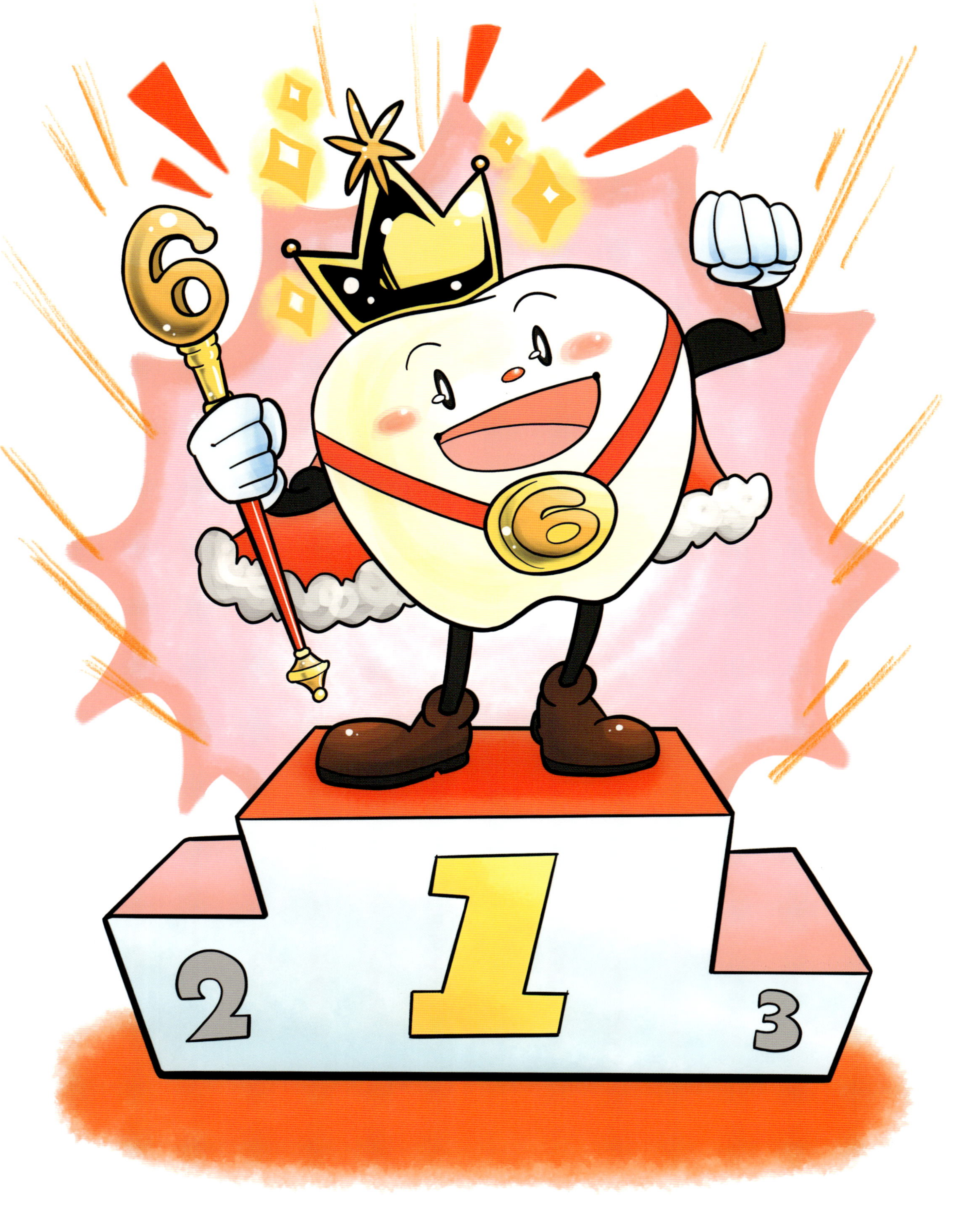
6
6
2
1
3

6ちゃんは歯《は》のなかで、いちばん大《おお》きくて、
かむ力《ちから》もつよい王《おう》さまなんだよ。

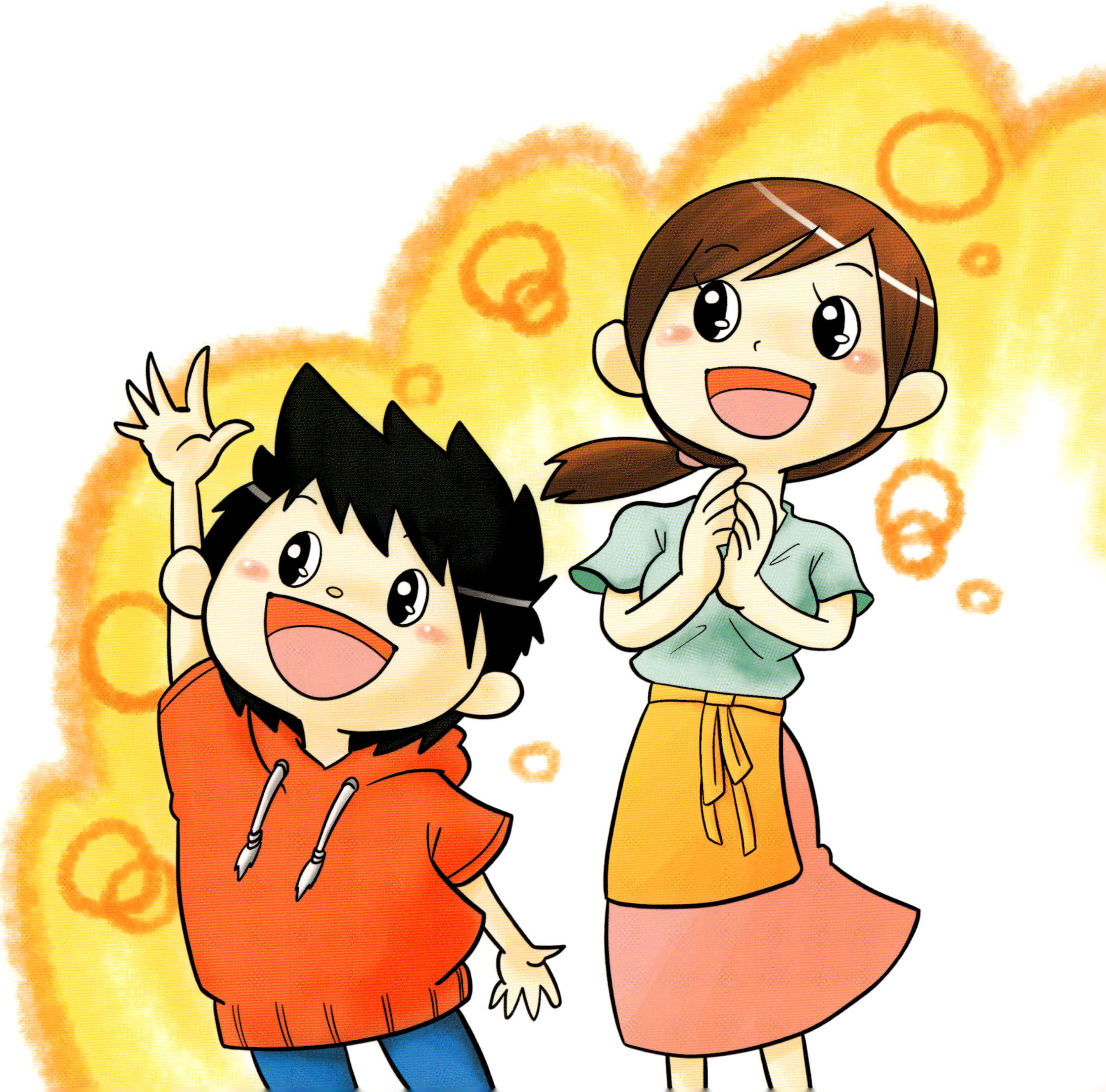

6ちゃんはあとからはえてくる大人《おとな》の歯《は》をならべるあんないやくでもあるんだ。

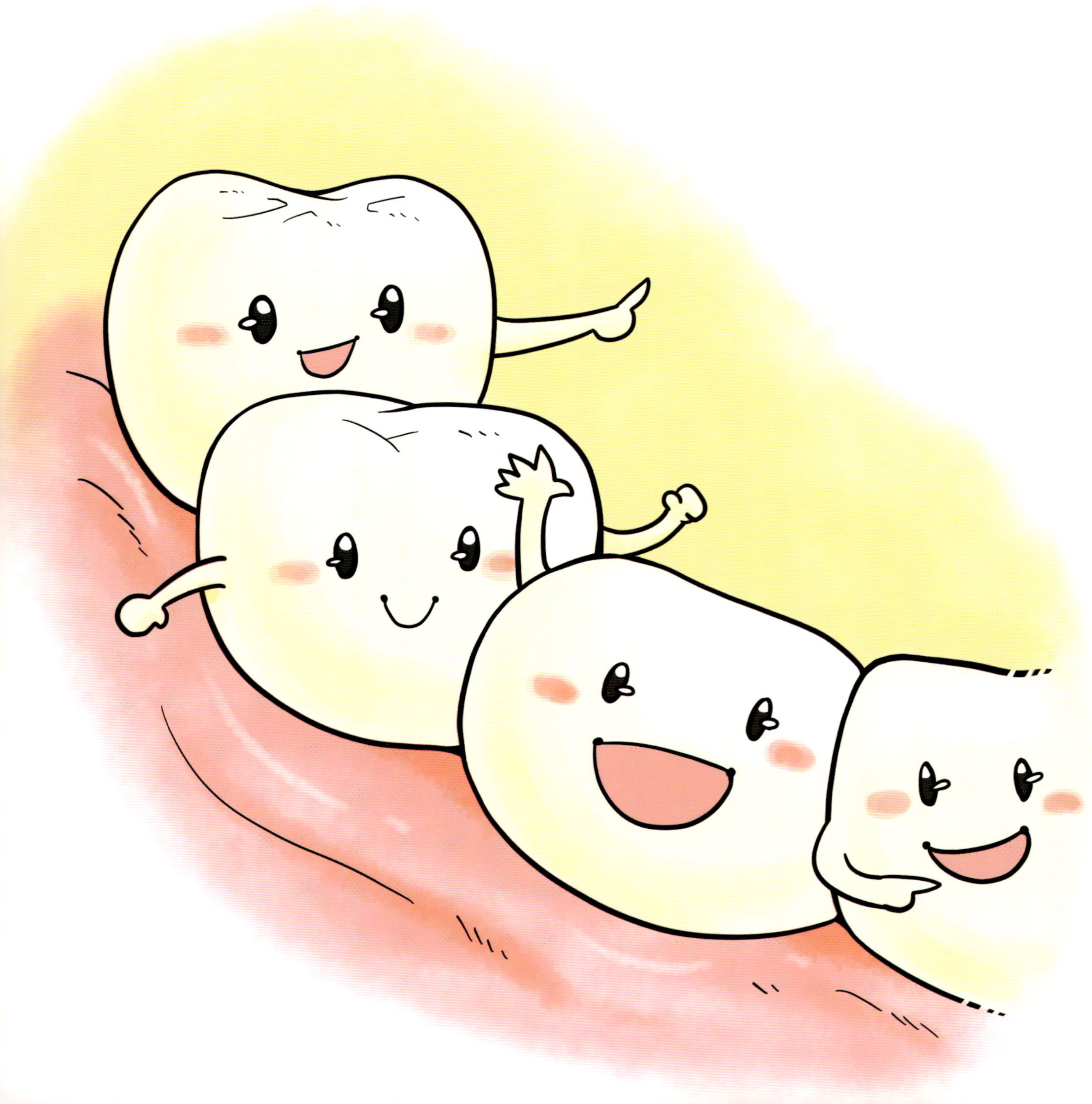

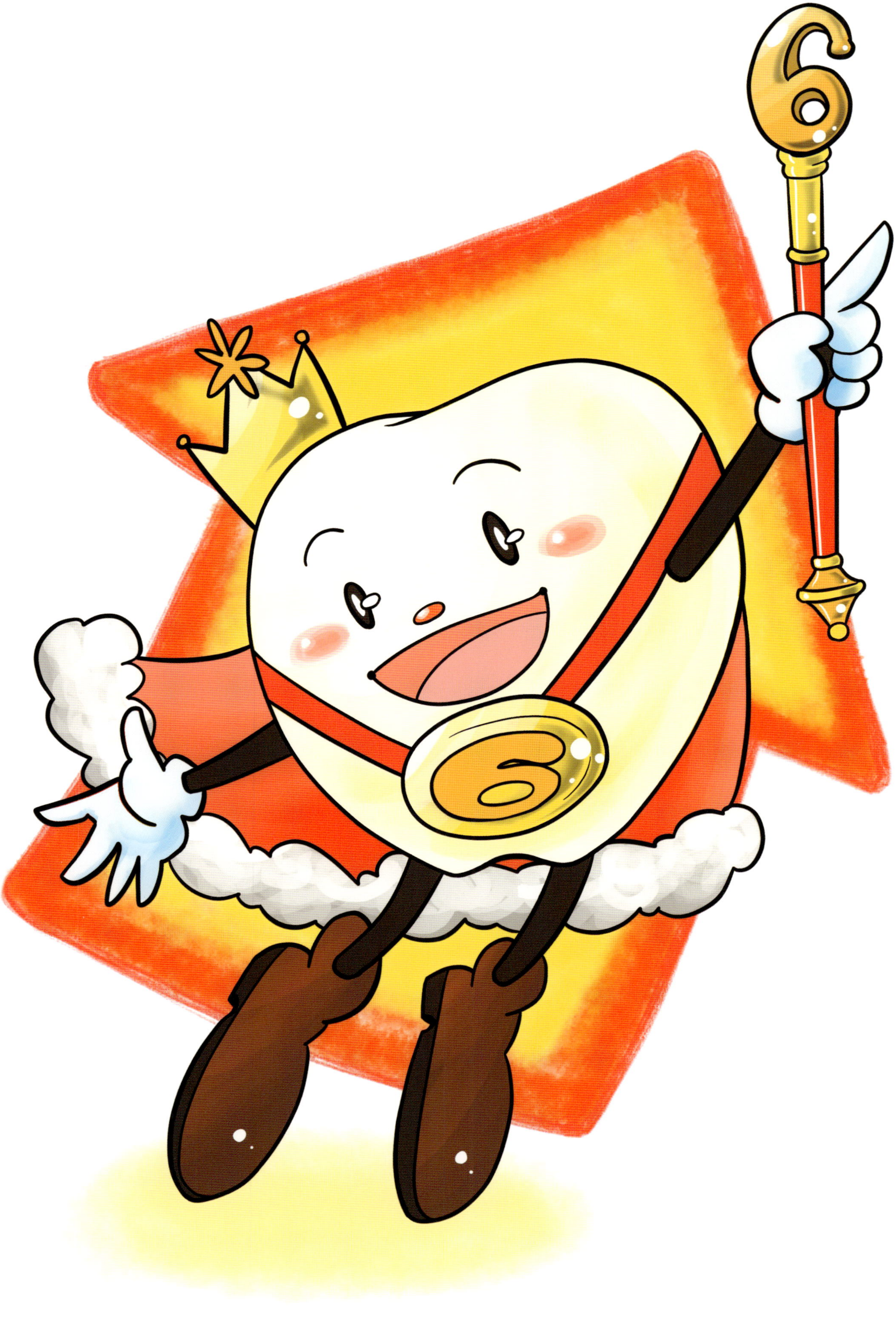

でも、王《おう》さまにもじゃくてんがあるんだ。

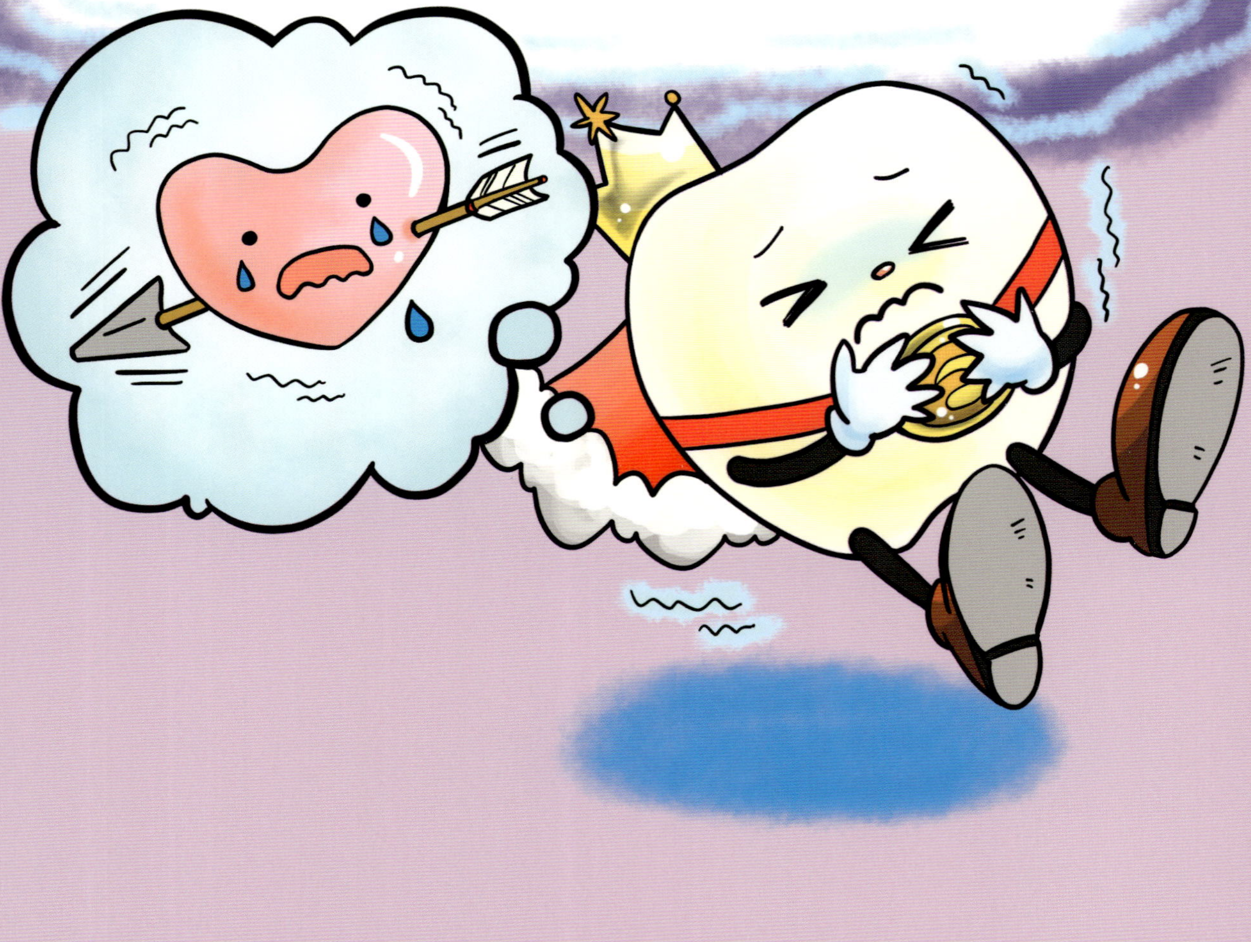

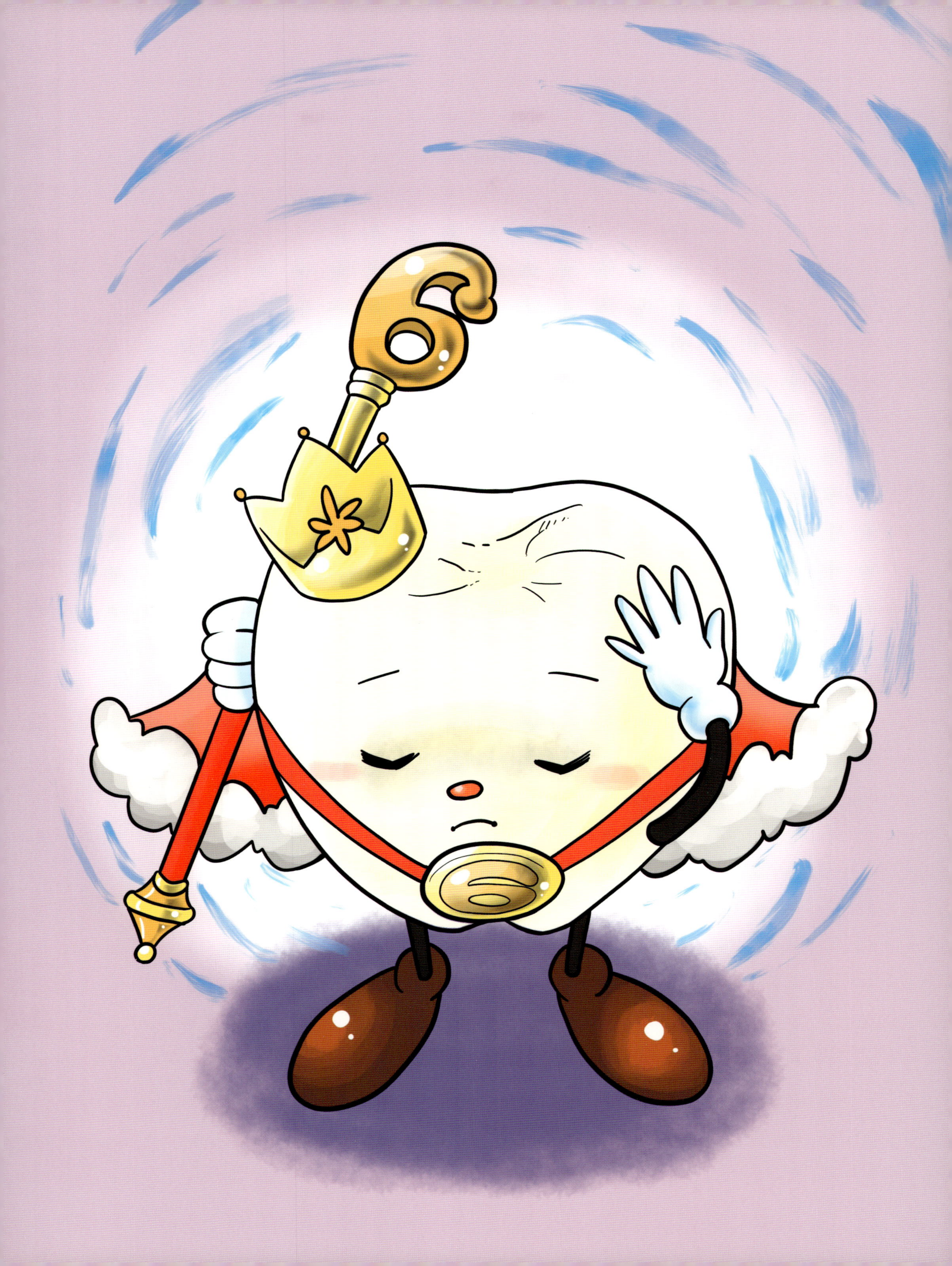

６ちゃんはほかの歯《は》よりも
みぞがたくさんあってでこぼこしているんだ。

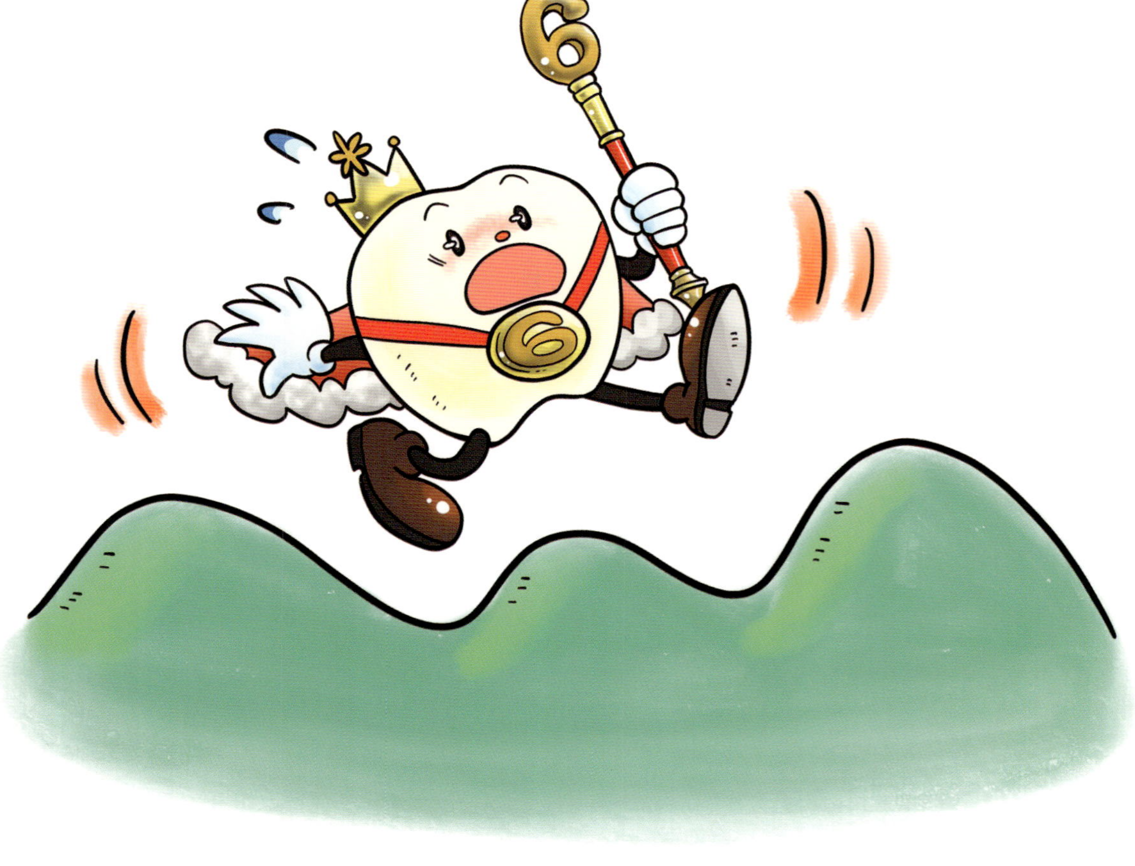

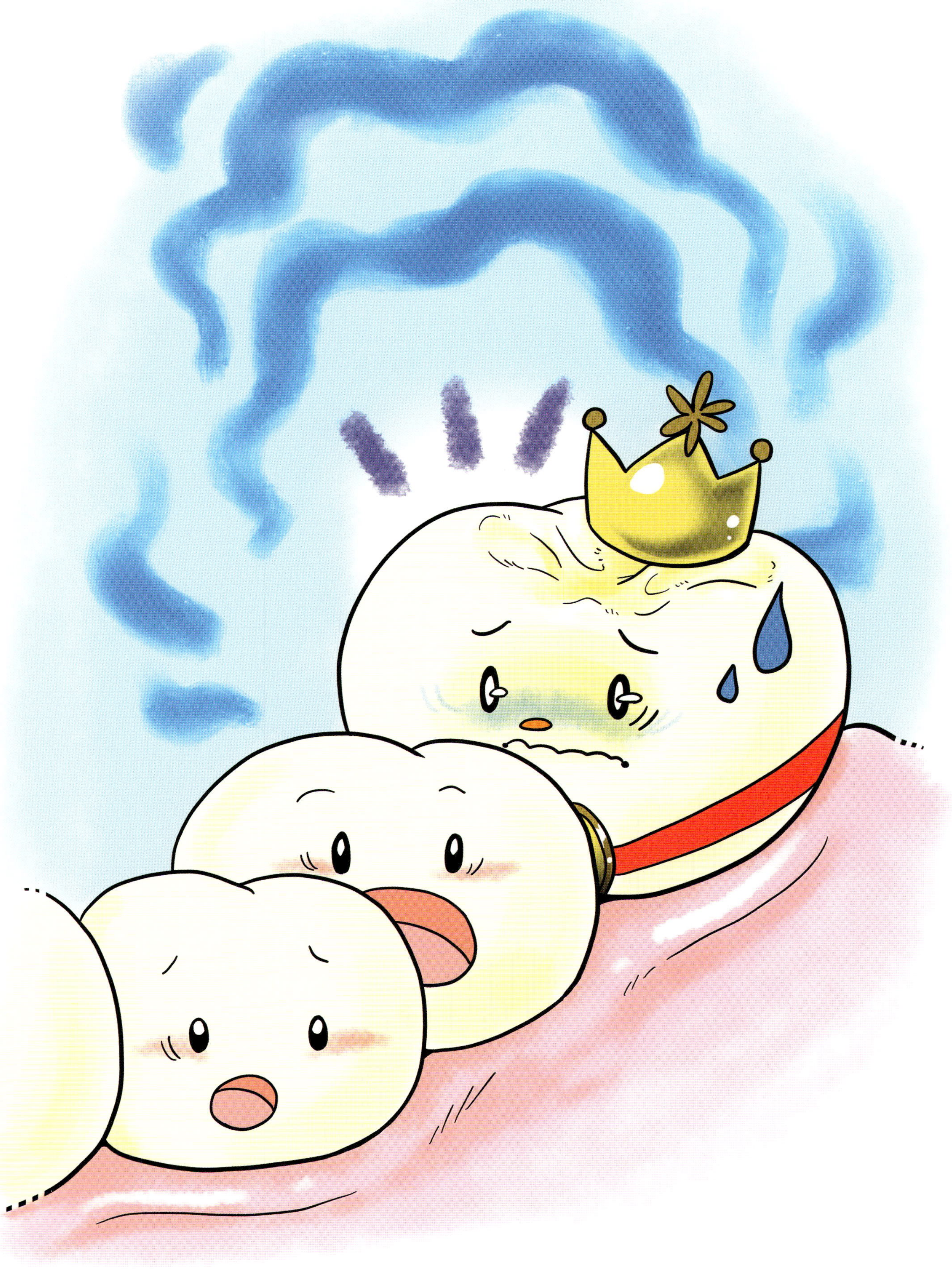

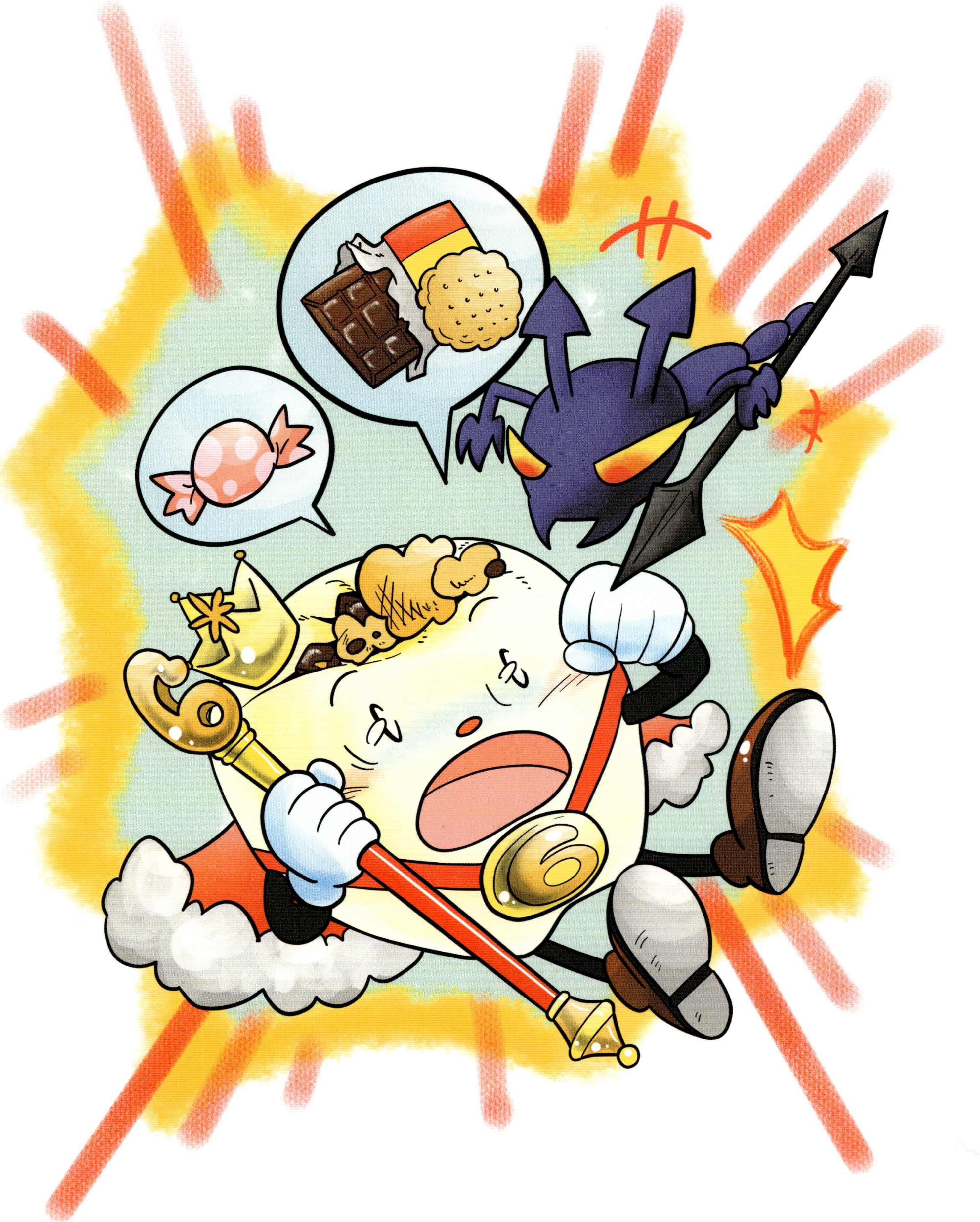

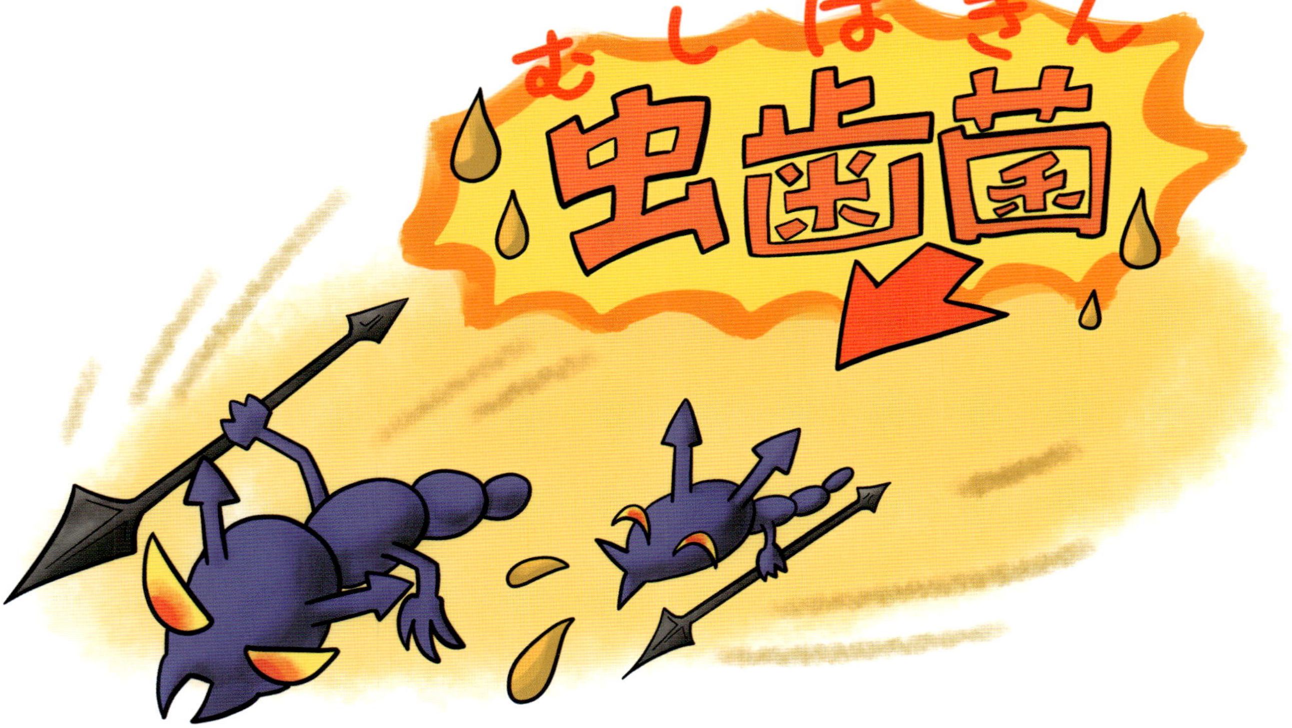

でこぼこには、たべものがのこりやすいから、
6ちゃんはむし歯《ば》になりやすいんだ。

だから、歯《は》みがきがだいじなんだ。

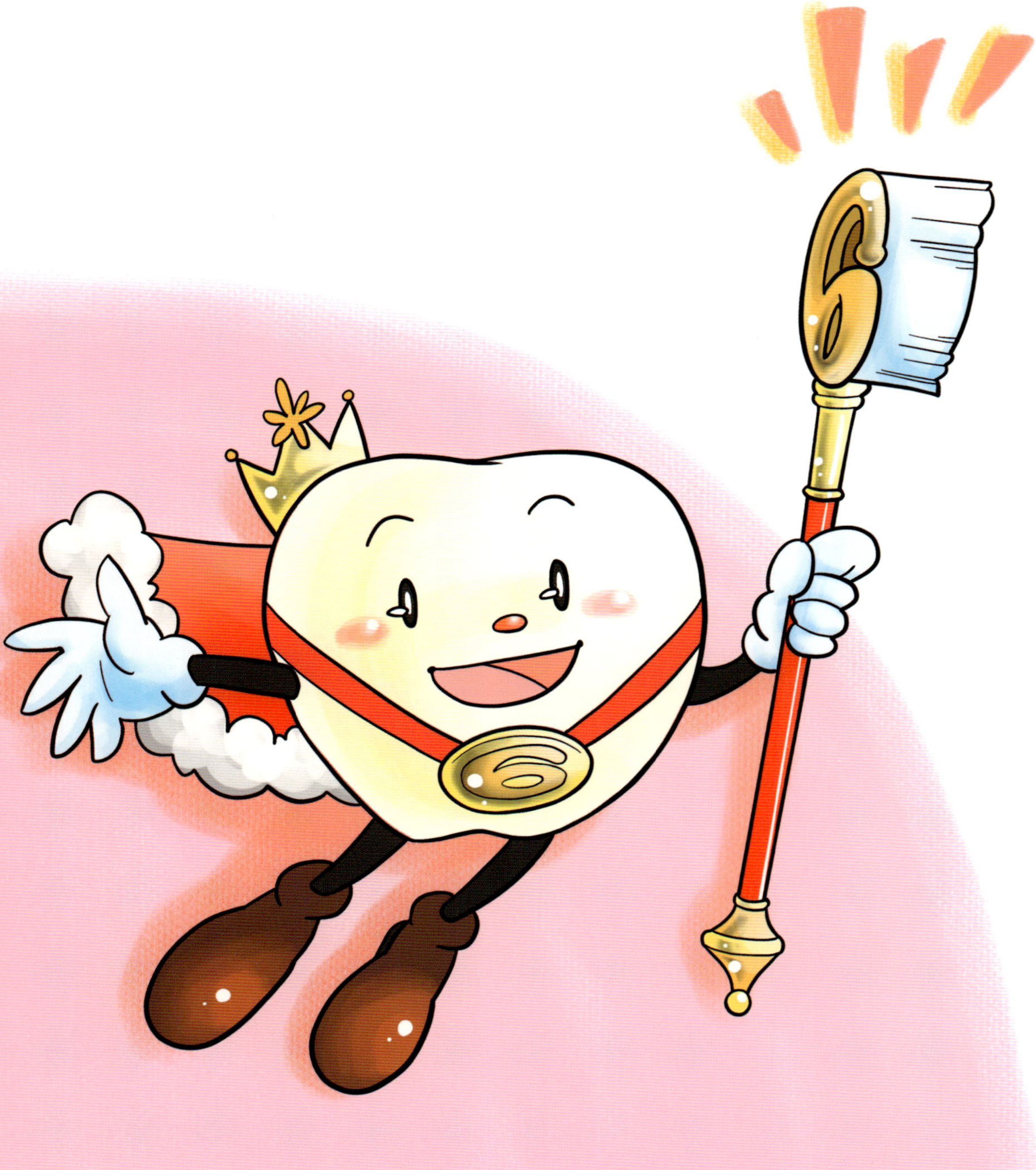

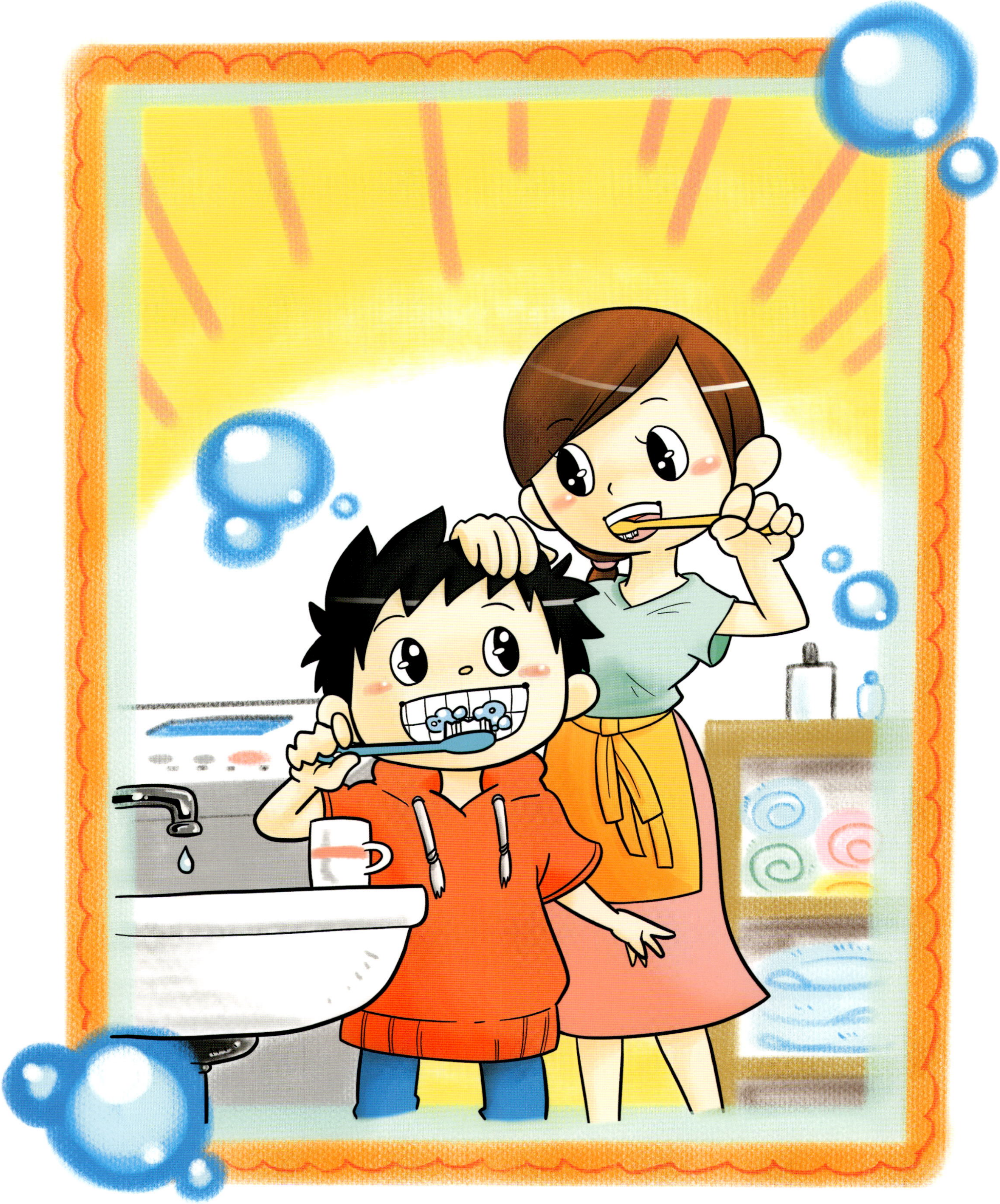

フッソでつよい歯《は》にすることもだいじだよ。

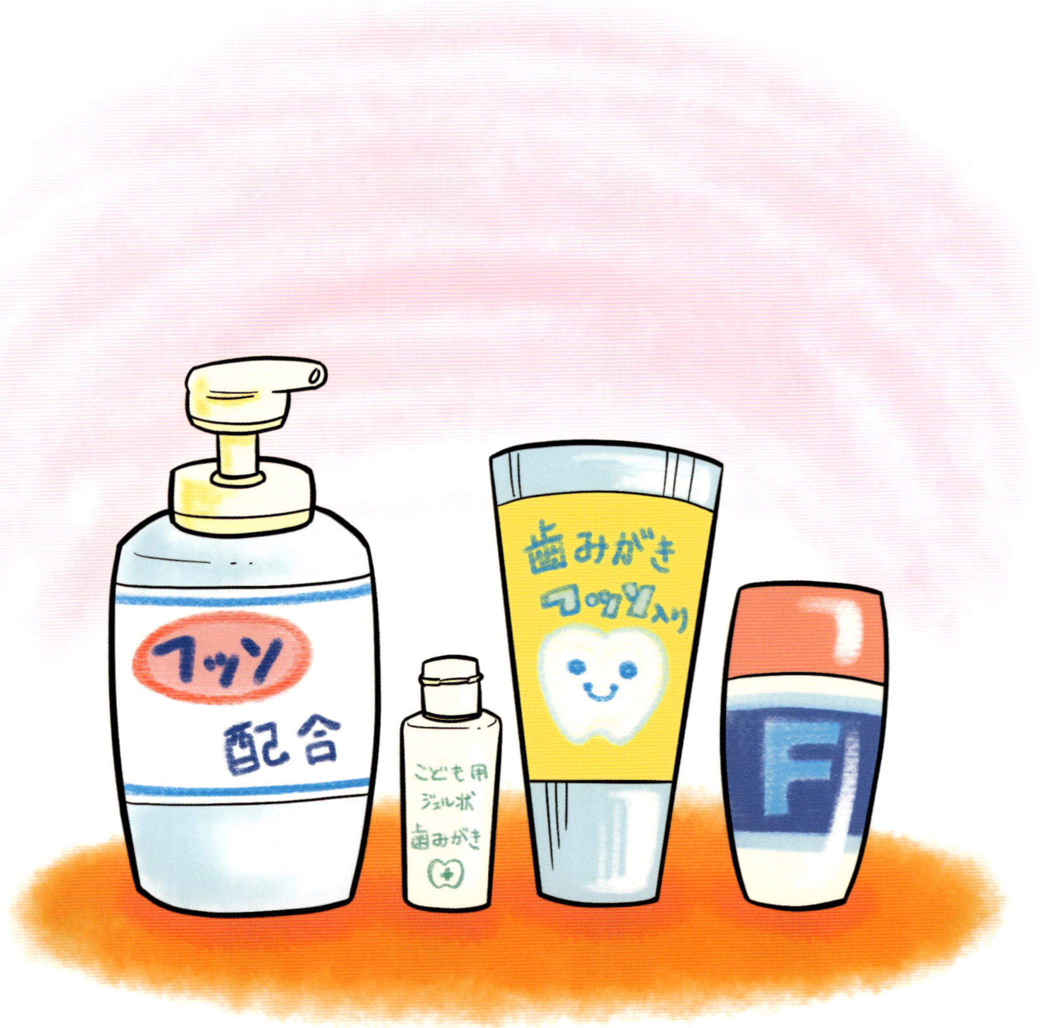

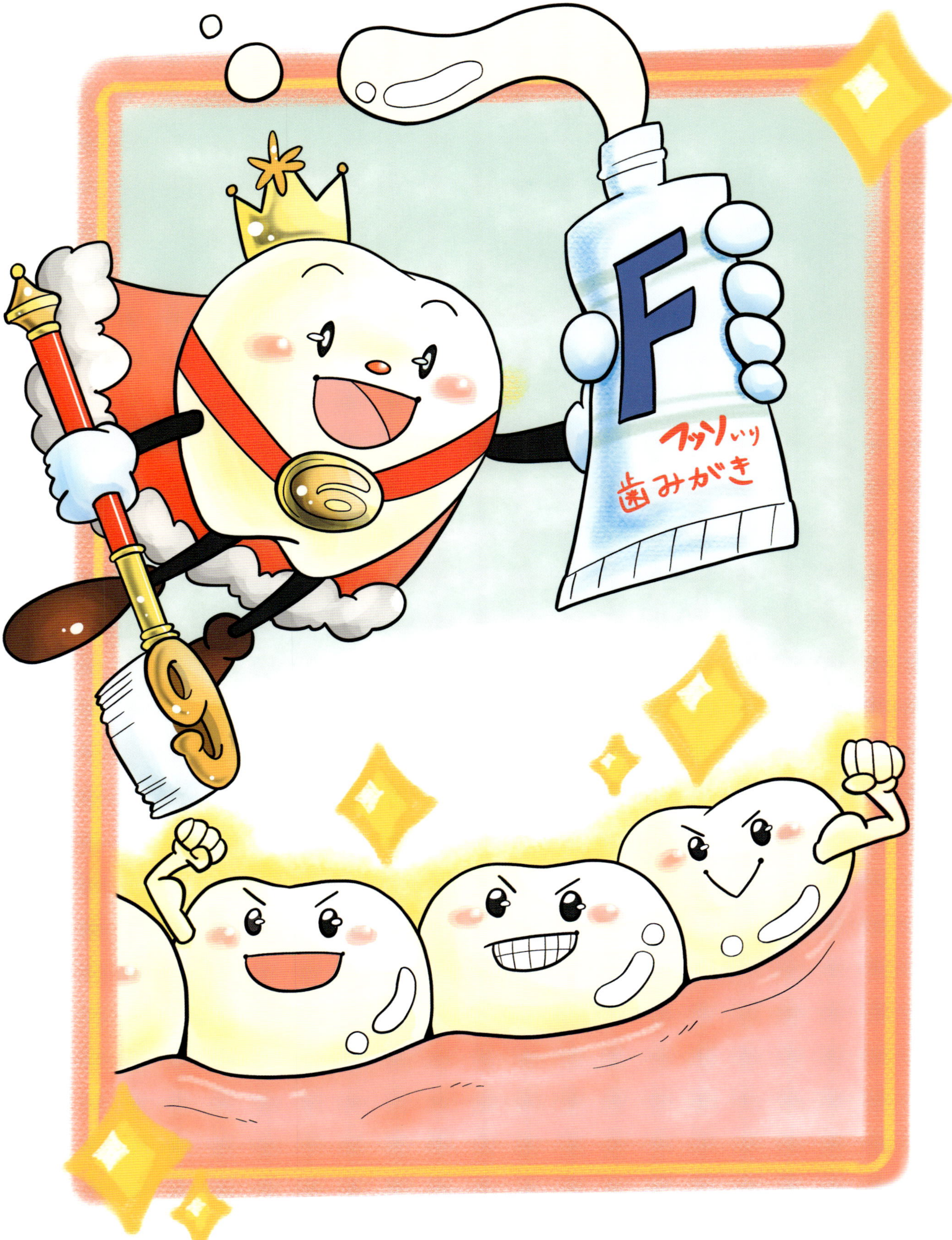
F
フッソいり
歯みがき

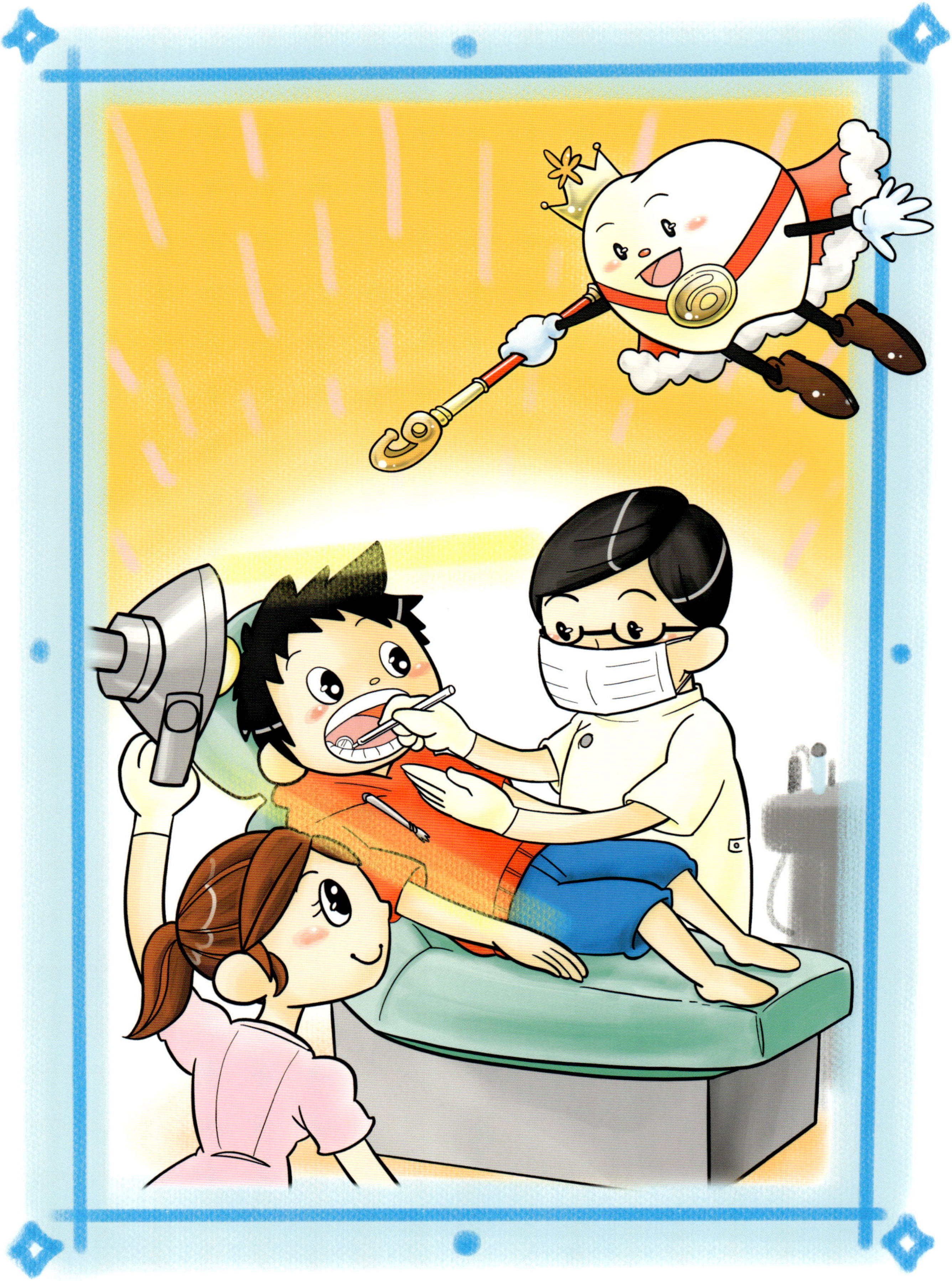

でこぼこをうめるほうほうもあるよ。

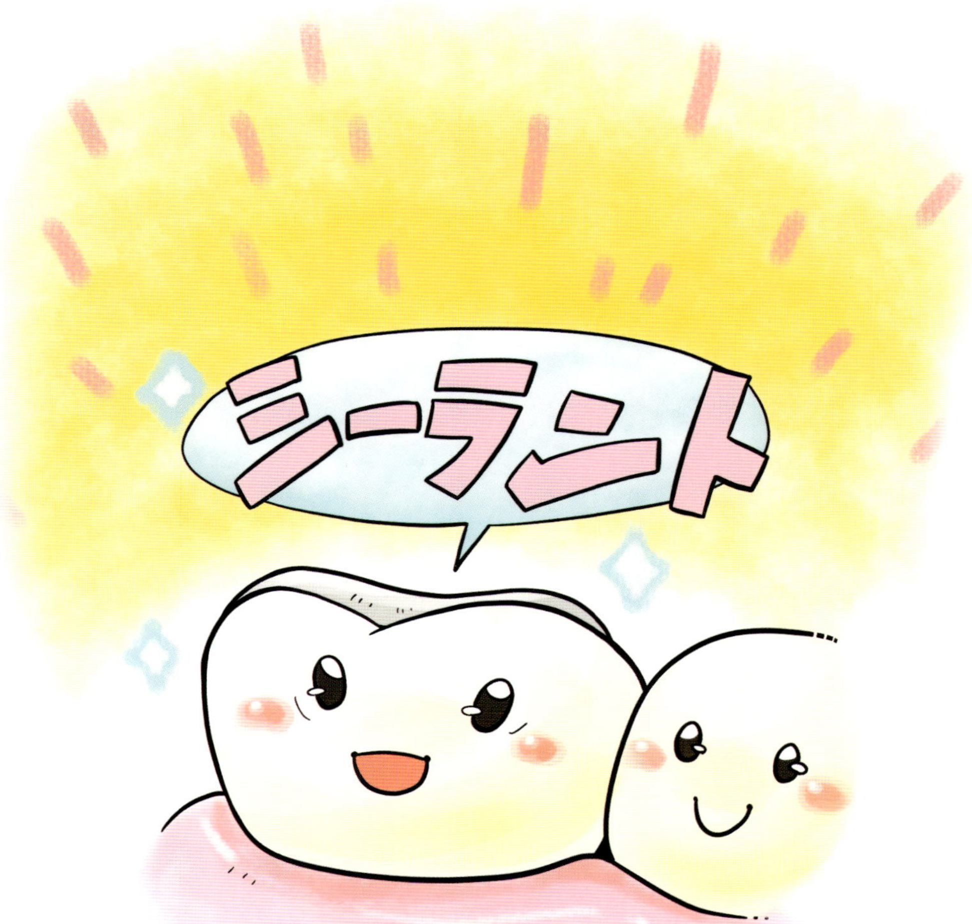

＊シーラントとは
歯のかむ面に樹脂をつめて、虫歯を予防する方法です

ときどきは歯《は》いしゃさんにみてもらおう。

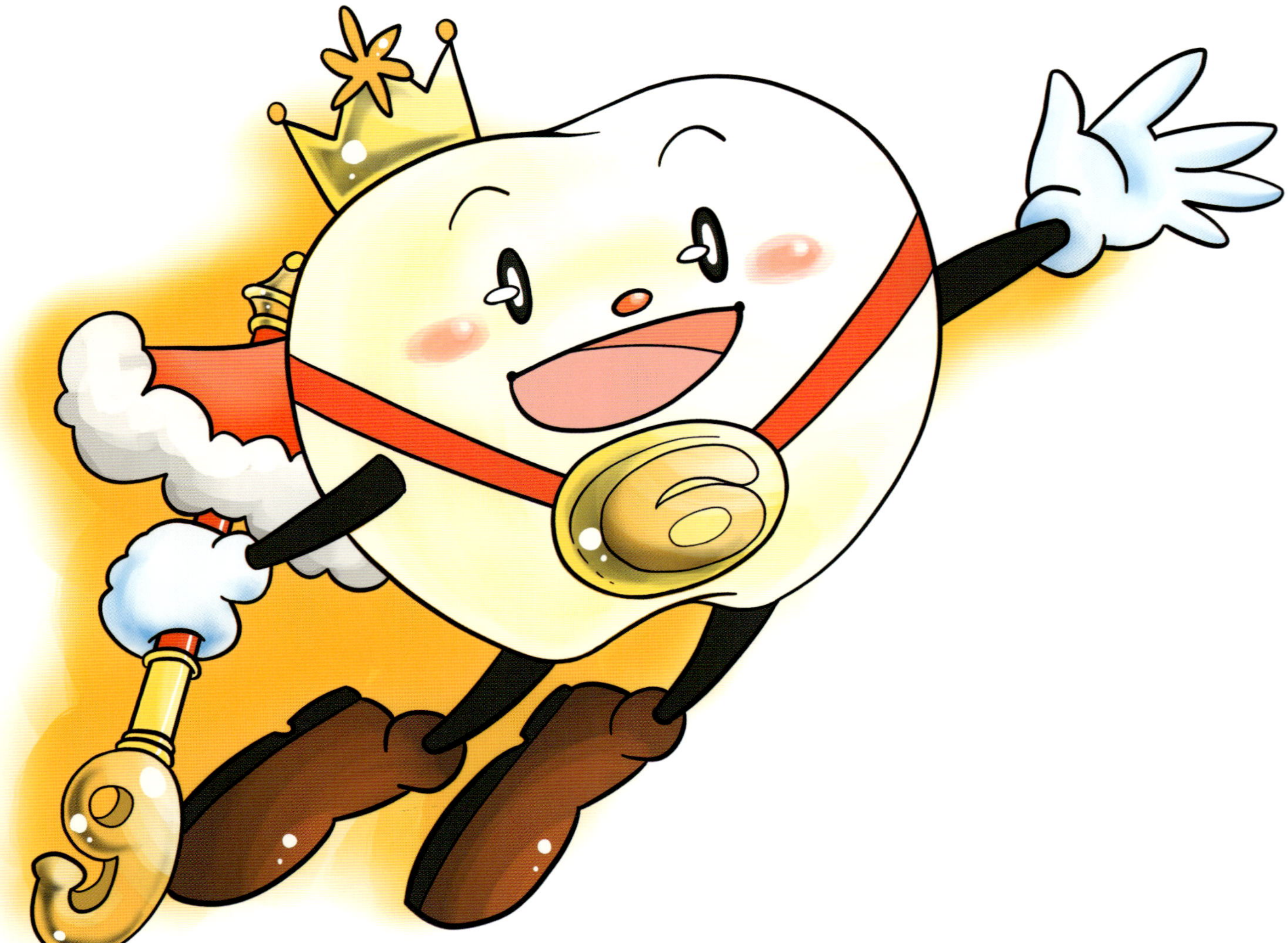

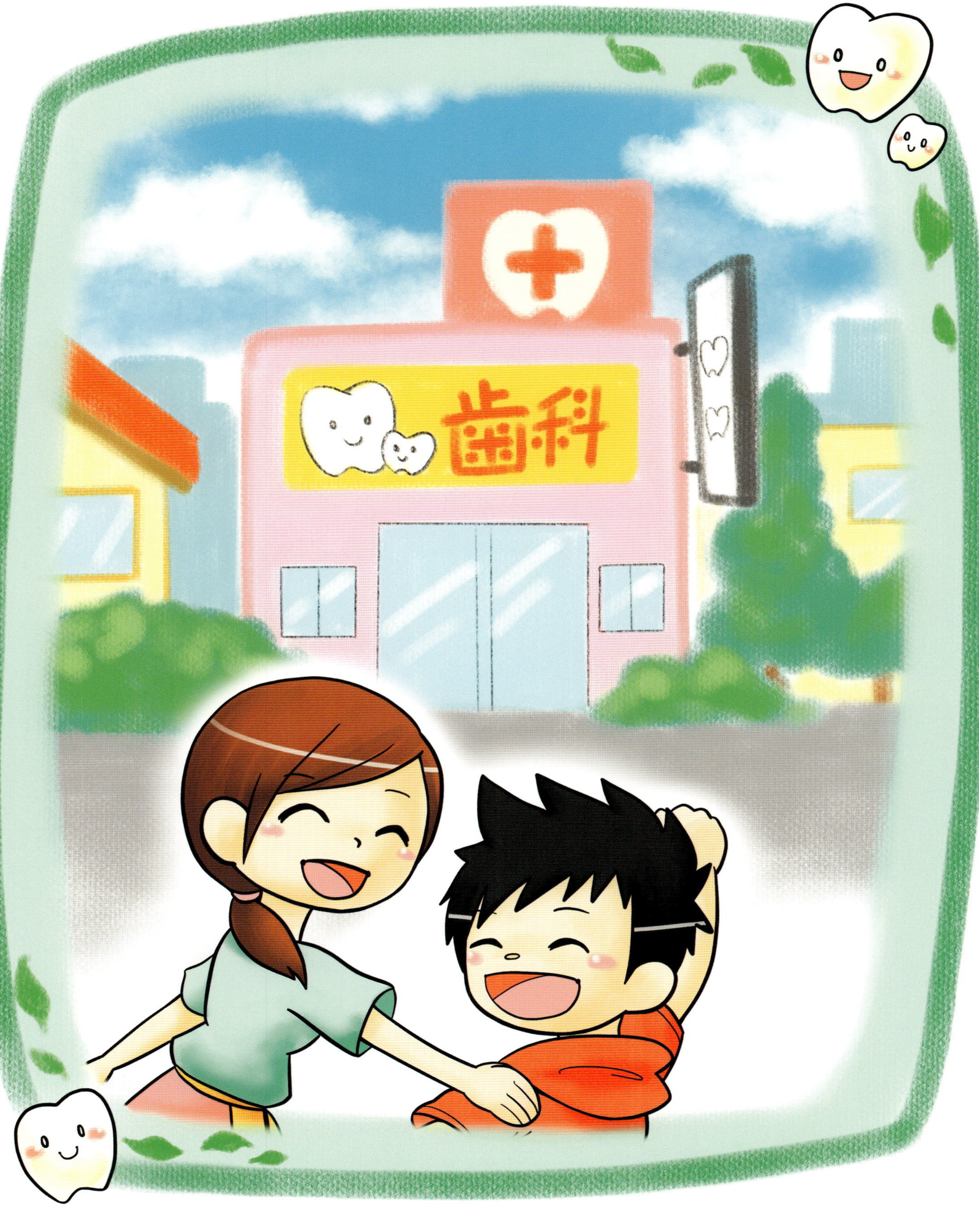
歯科

6 歳臼歯に関する　Q&A のコーナー

Q1：6 歳になってもまだ生えてきません。大丈夫でしょうか？

A：大体 6 歳くらいに生えれば問題ありません。5 歳くらいで生えるお子さんもいらっしゃれば、7 歳くらいになって生えてくるお子さんもいらっしゃいます。あまり心配はしないようにしてください。

Q2：6 歳臼歯より先に前歯が生えてきました。異常でしょうか？

A：前歯が先に生えてくるお子さんも最近では増えてきました。生え変わりの順番にも多少の個人差があるため、問題はありません。

Q3：どうしてフッ素が大事なんですか？

A：6 歳臼歯は生えてきたばかりの時はまだ成熟しておらず、歯の質は弱い状態です。フッ素はその成熟（石灰化）を促進する働きをします。

Q4：歯医者さんでフッ素塗布をしてもらうのはどのくらいの間隔でしょうか？

A：4～6 カ月に 1 回くらいの間隔が良いと思います。

Q5：シーラントはいつ受ければよいですか？

A：できれば生えたらすぐにしてもらうのが良いと思います。ただし、シーラントは虫歯になりやすい方が対象になり、定期検診が必ず必要となるため、すべての方が対象というわけではありません。

Q6：6歳臼歯がかみ合わせにとって大事な歯だと聞きましたが、何を気を付ければよいですか？

A：6歳臼歯を虫歯にしないことはもちろんですが、乳歯を虫歯にしないことも重要です。乳歯が虫歯になってしまうと、6歳臼歯が前方に移動してしまい、かみ合わせが乱れる原因になります。

Q7：歯医者さんでフッ素塗布をしてもらうのはどのくらいの間隔でしょうか？

A：4～6カ月に1回くらいの間隔が良いと思います。

◯作者紹介

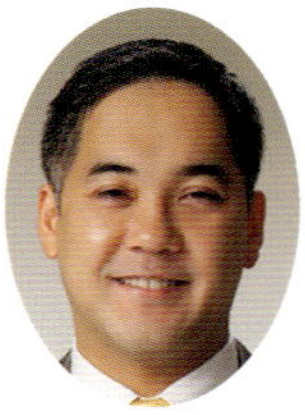

作

高橋正光（たかはし　まさみつ）

東京都足立区「高橋歯科矯正歯科」院長
日本矯正歯科学会認定医
日本成人矯正歯科学会認定医
日本大学松戸歯学部歯科矯正学講座兼任講師

6ちゃんがきた！

2018年 1月 10日　第1刷発行

作　　者　高橋正光
　絵　　　yukito

発 行 人　高橋正光
発 行 所　砂 書 房
〒120-0015 東京都足立区足立 4-22-11
TEL03-5888-7444　FAX03-5888-7444　http://www.sunashobo.com
振替 00190-9-141534
印刷・製本　シナノ書籍印刷（株）

ISBN978-4-907008-10-9

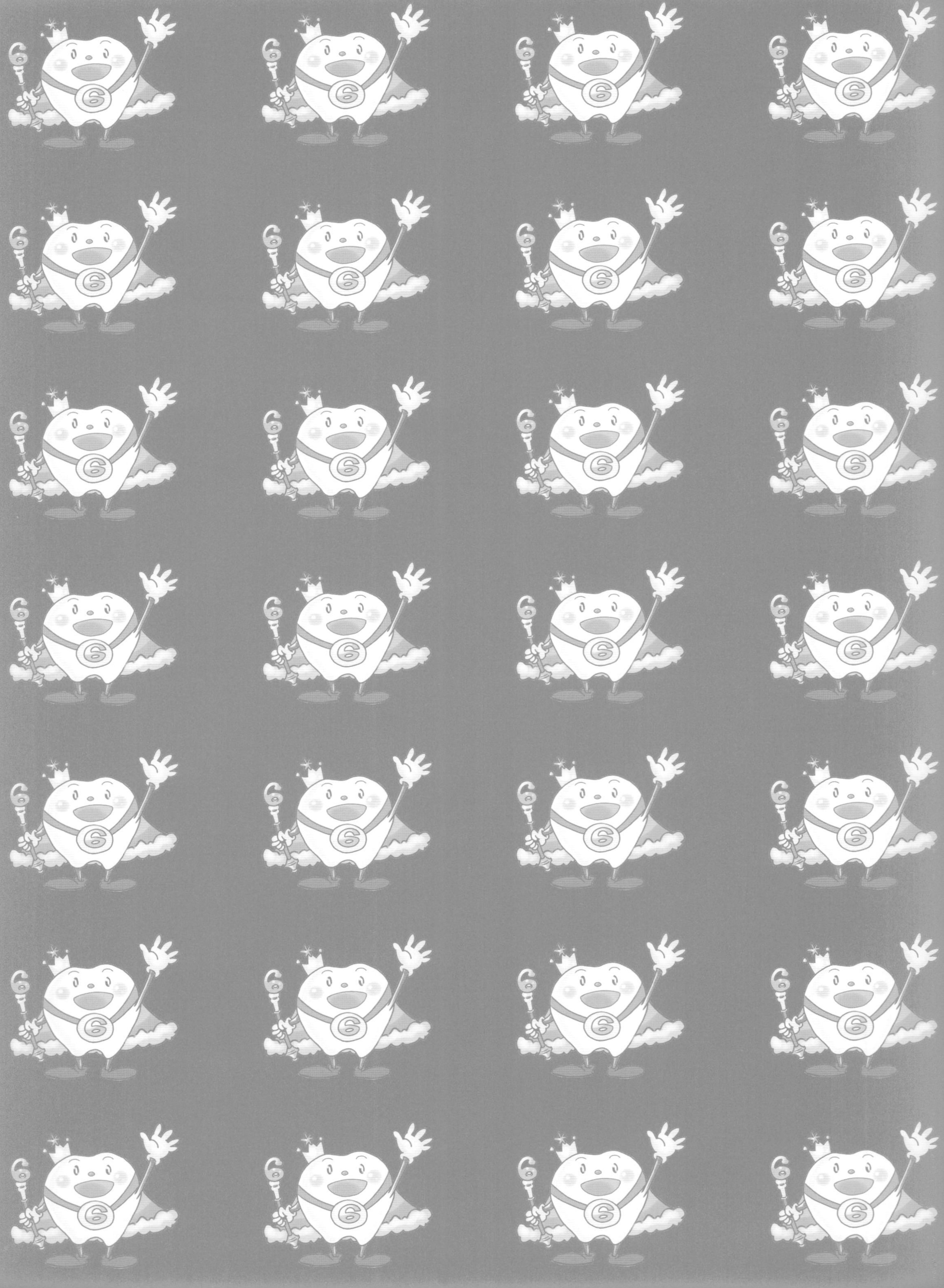